ぼくが
義足《ぎそく》を作る
理由

転んでも、大《だい》丈《じょう》夫《ぶ》

臼井二美男

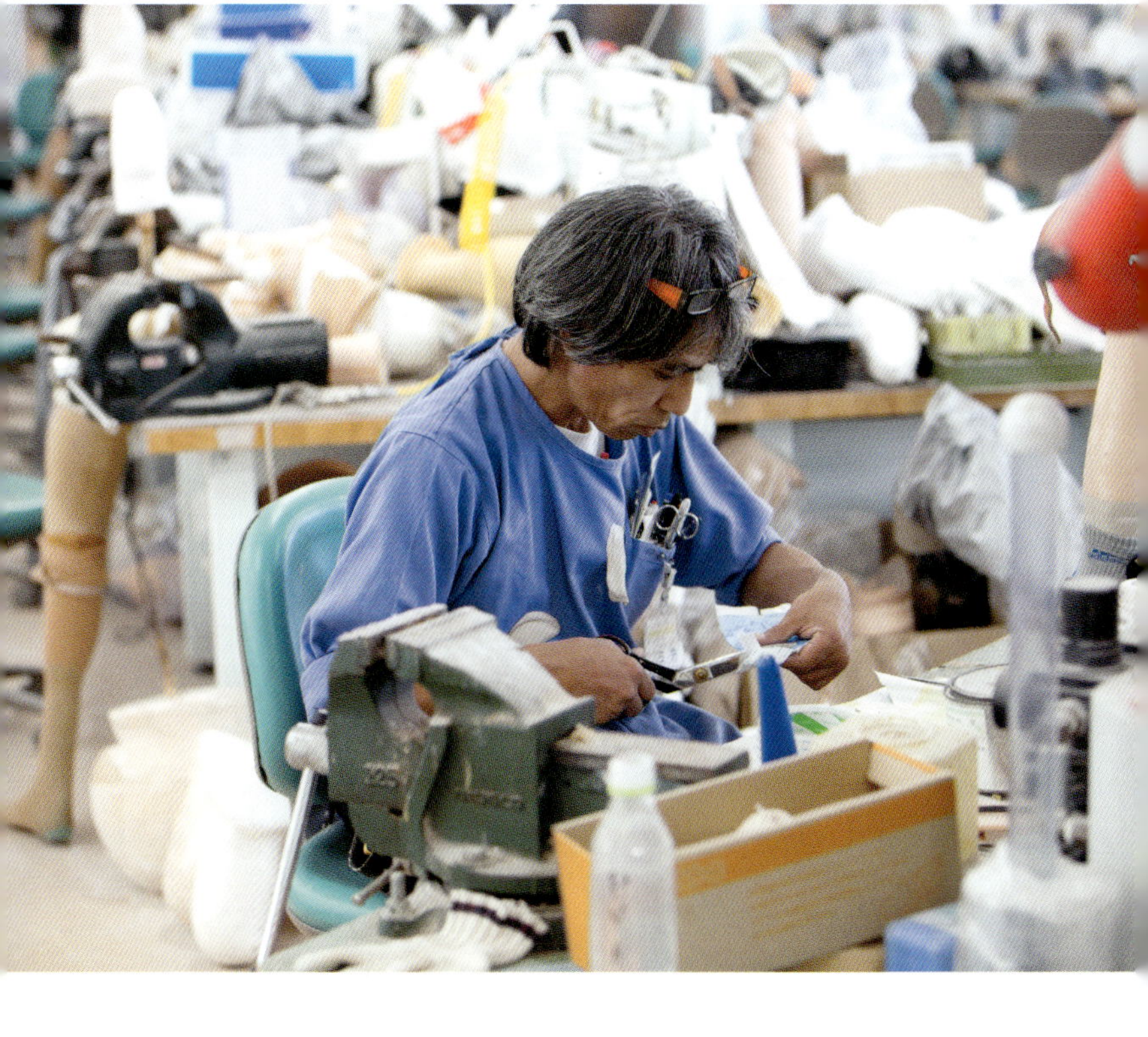

ヘルスエンジェルスの仲間たち

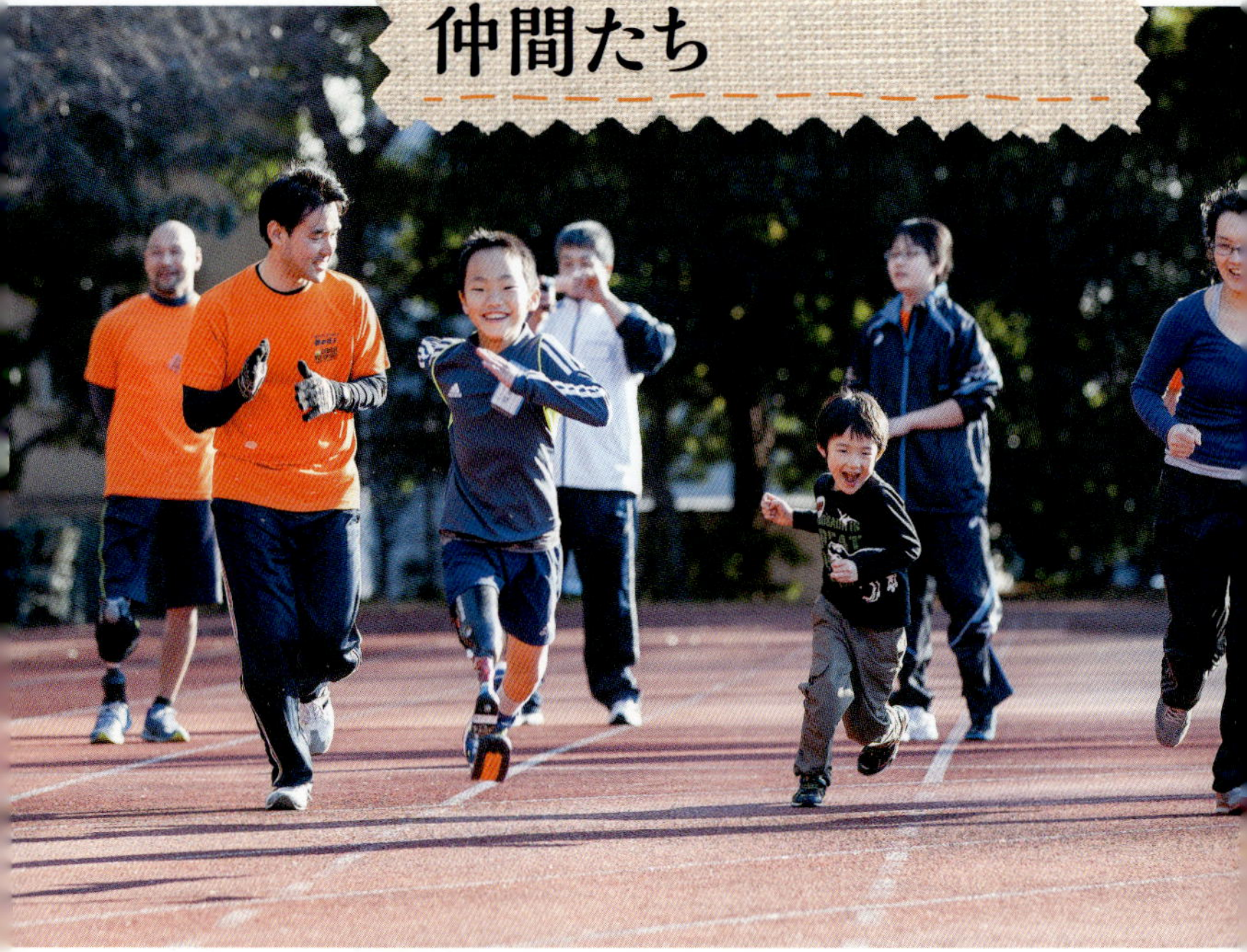

先輩《せんぱい》に教えてもらいながら、楽しそうに走る福田柚稀《ふくだゆずき》くん（本文89ページ）。

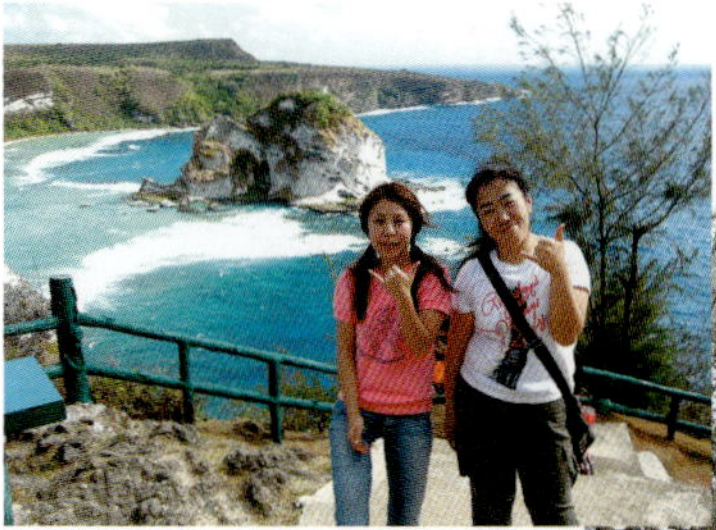

ときには、ヘルスエンジェルスの仲間と海外旅行にもいく。

1回の練習に60～70人集まる、ヘルスエンジェルス（本文85ページ）の練習会。

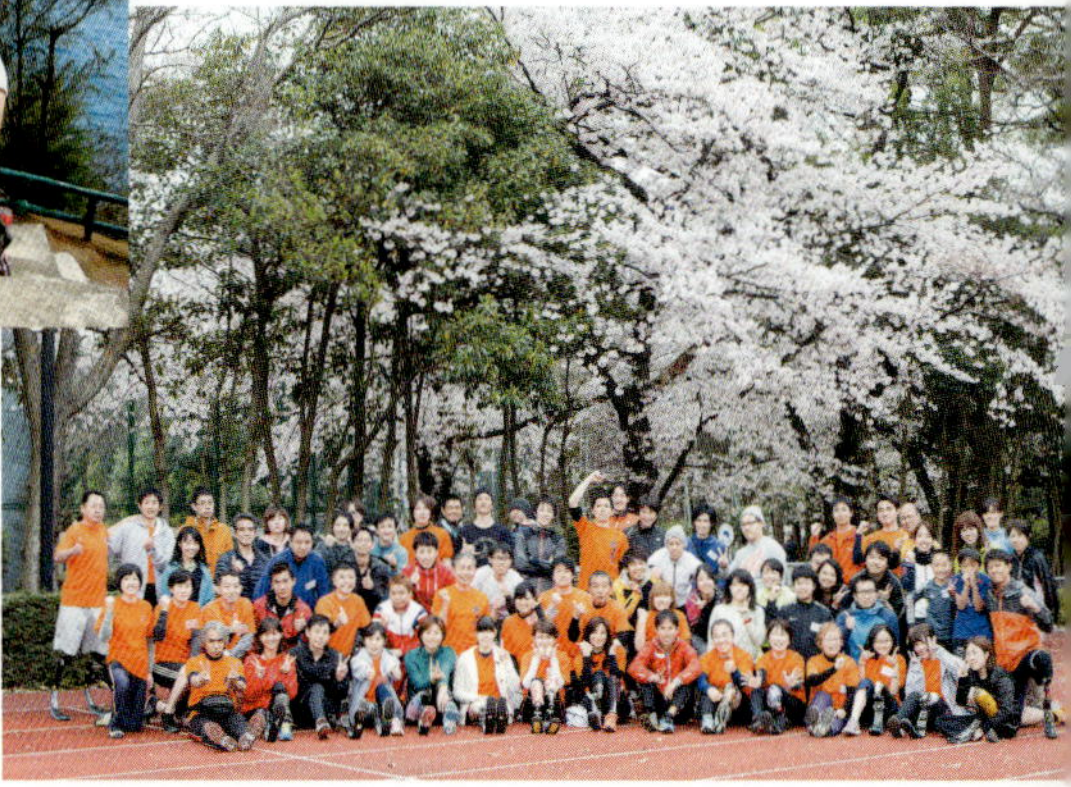

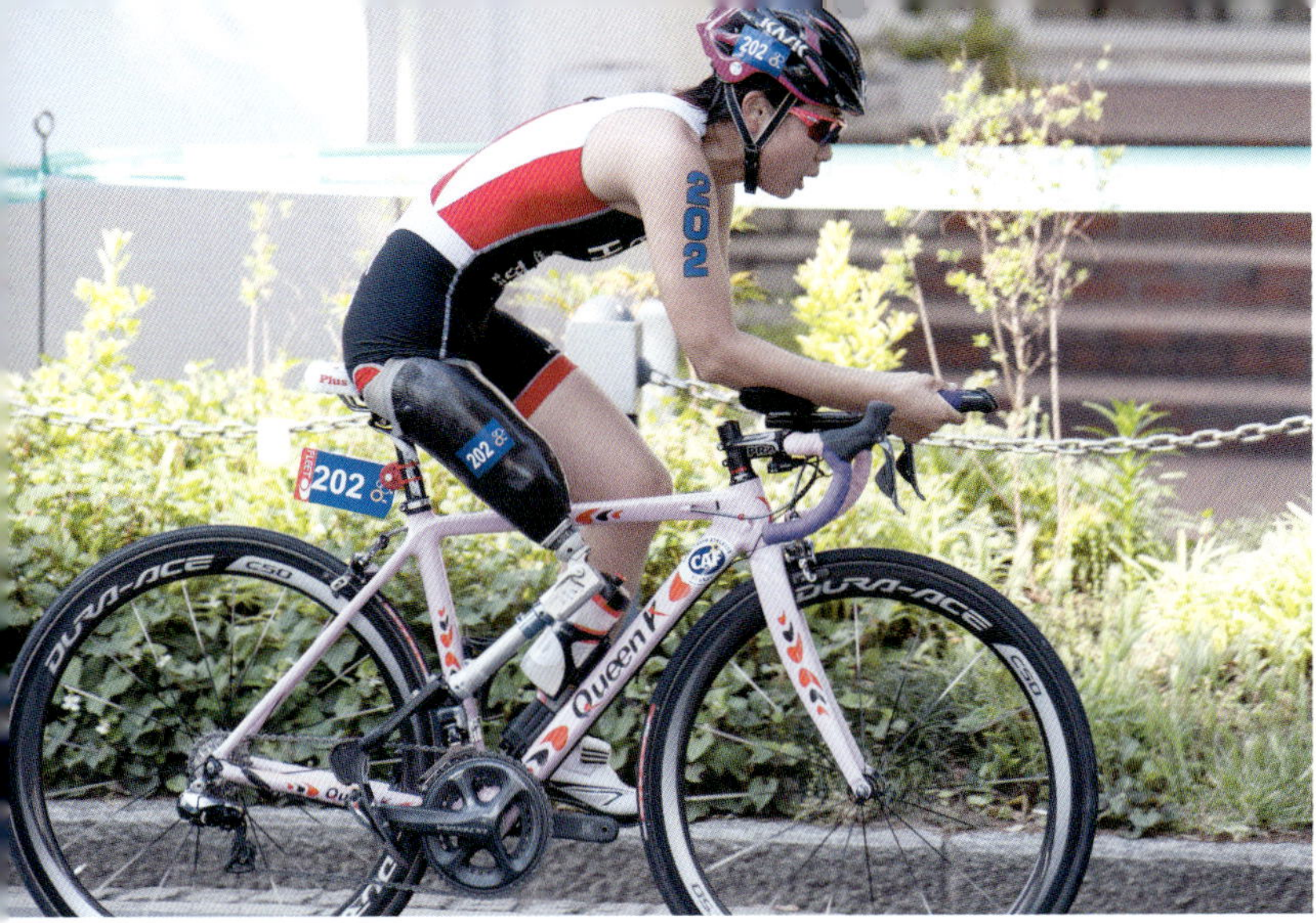

トライアスロンの選手《せんしゅ》、秦由加子《はたゆかこ》さん（本文156ページ）。
真剣《しんけん》な表情でバイクを走らせる。

いろいろなスポーツ

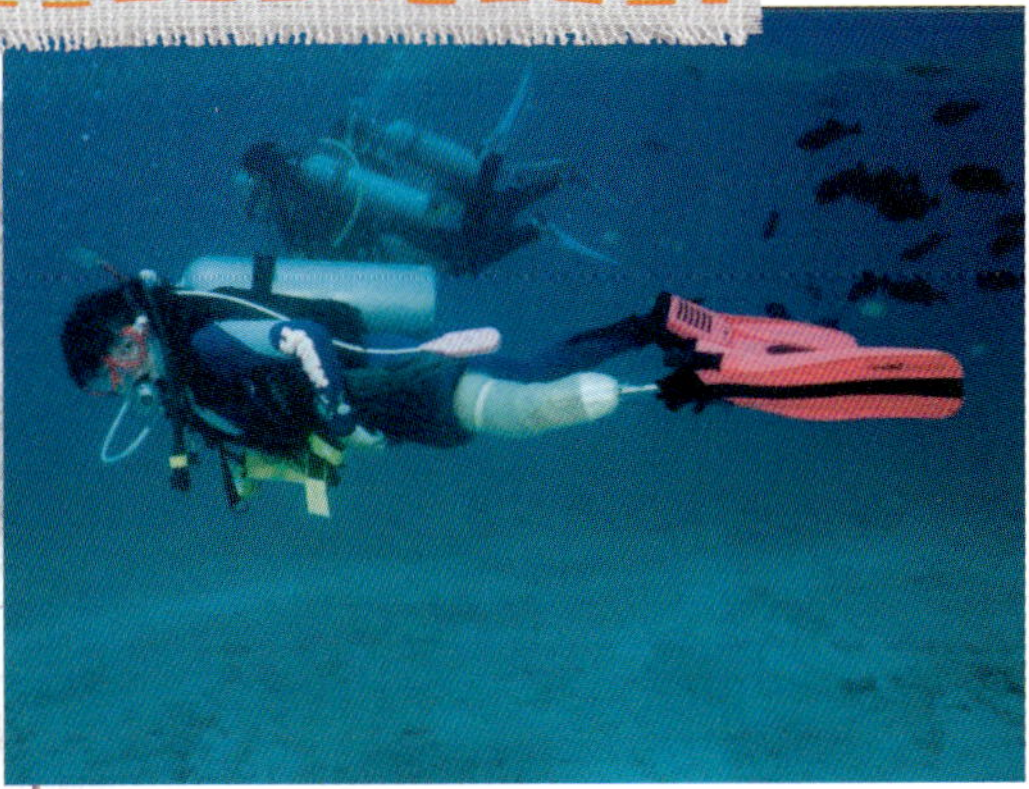

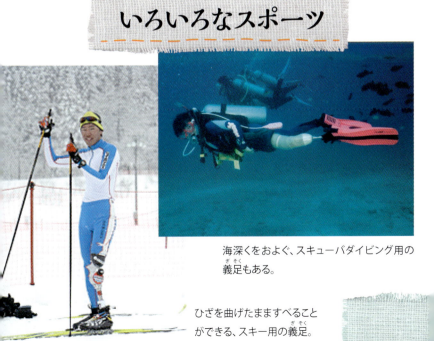

海深くをおよぐ、スキューバダイビング用の
義足《ぎそく》もある。

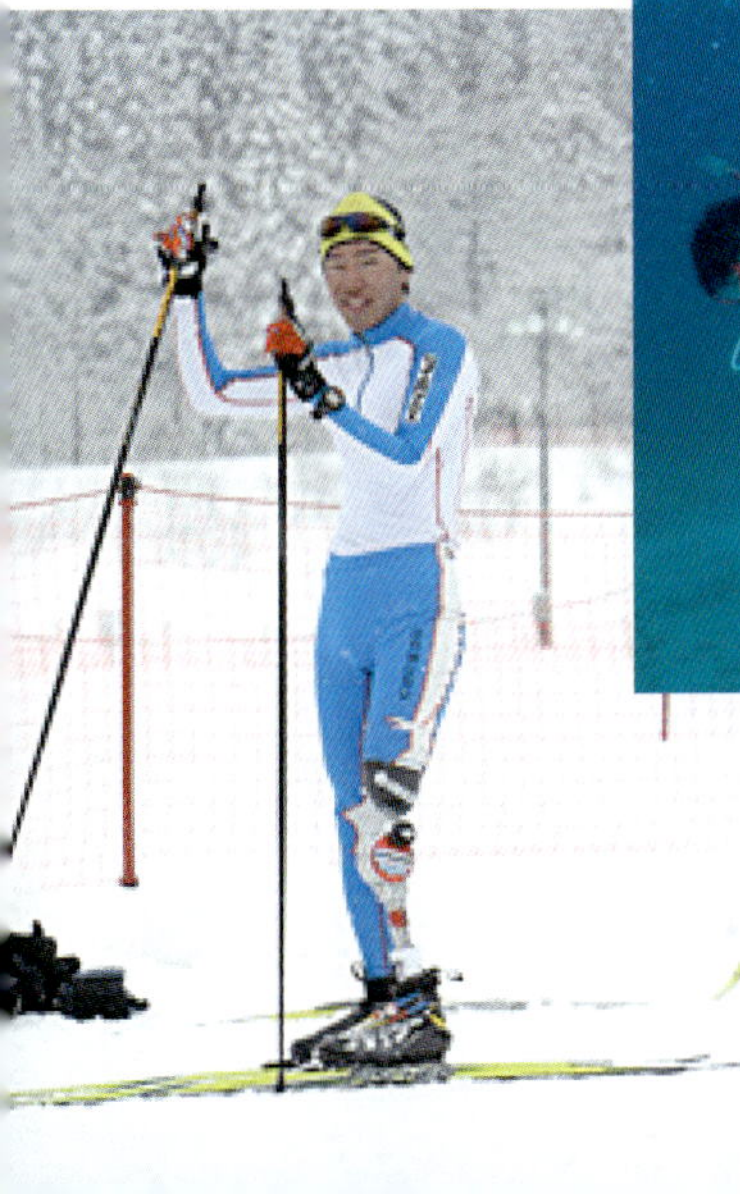

ひざを曲げたまますべること
ができる、スキー用の義足《ぎそく》。

ヘルスエンジェルスのまとめ役、大西瞳《おおにしひとみ》さん（本文17ページ）。

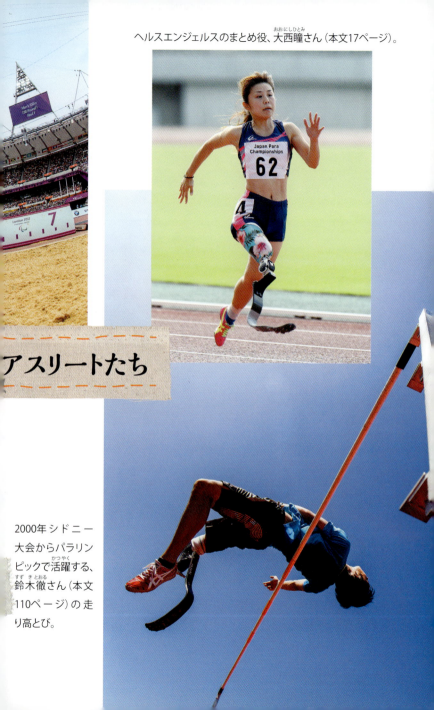

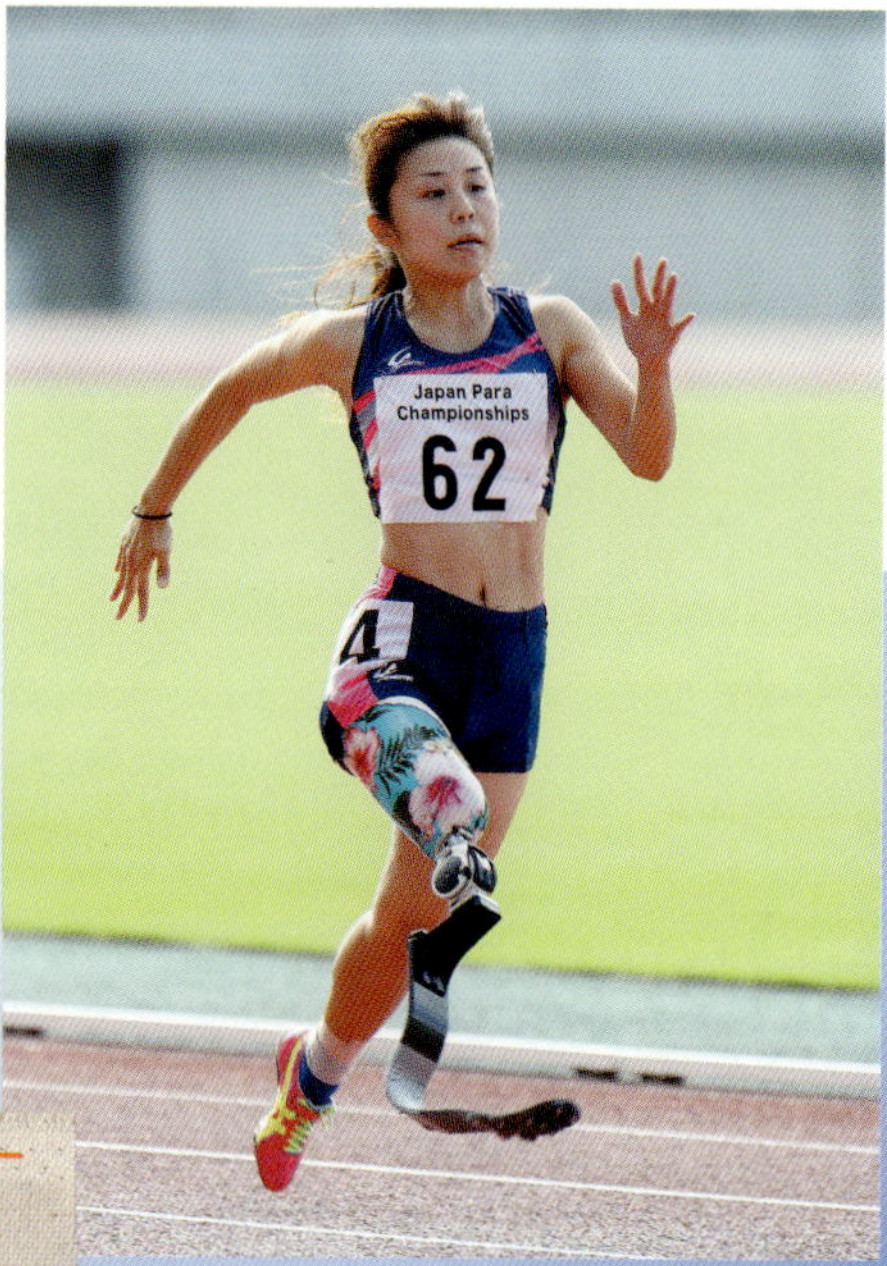

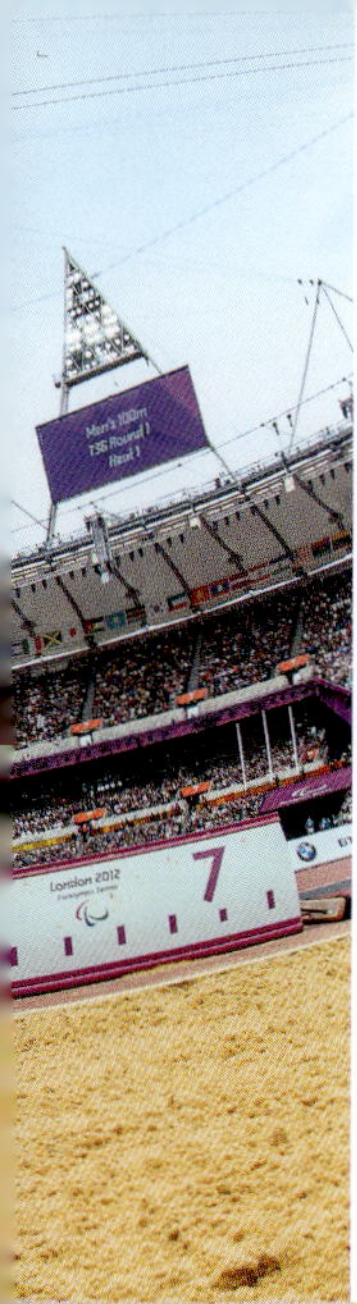

アスリートたち

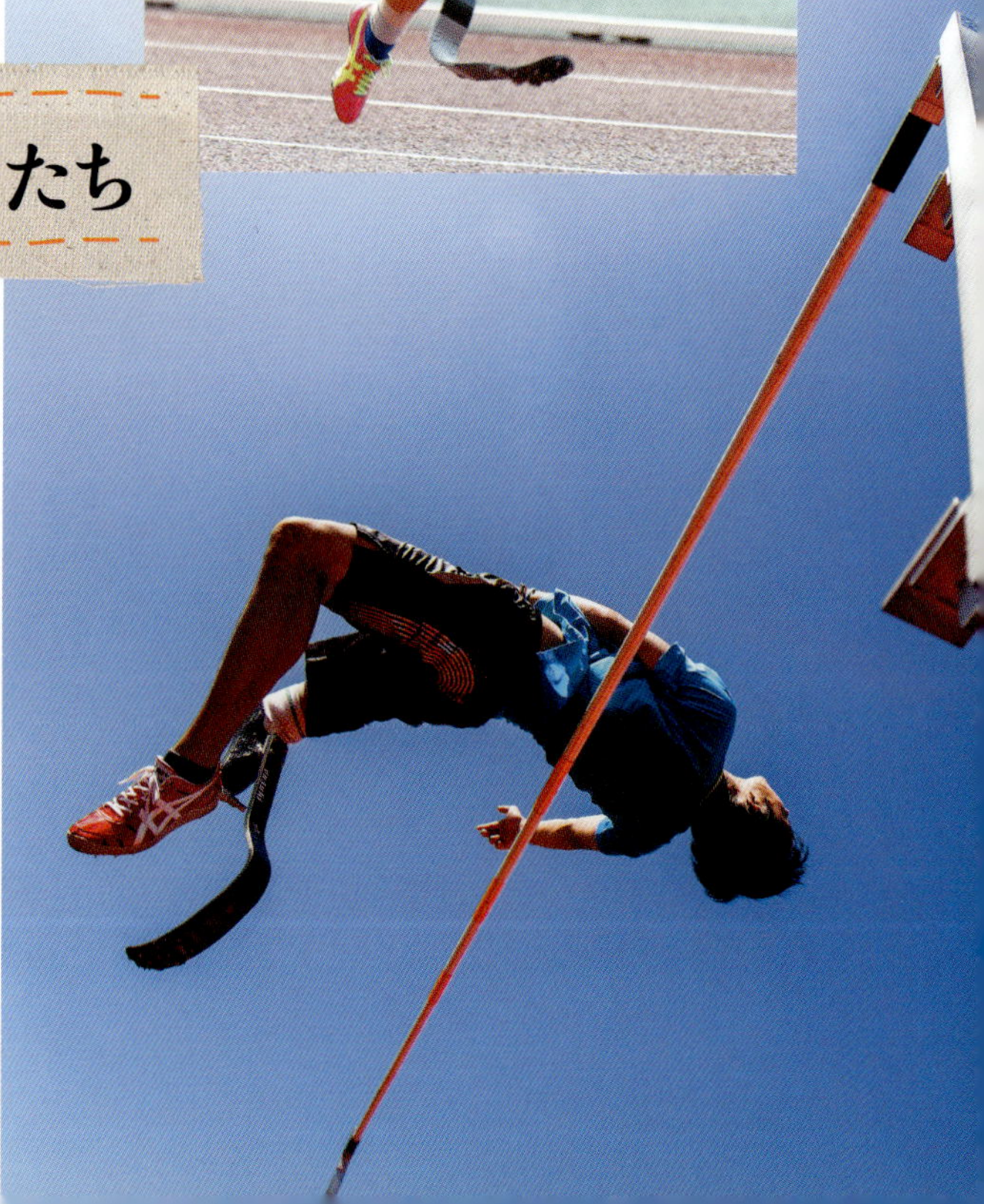

2000年シドニー大会からパラリンピックで活躍《かつやく》する、鈴木徹《すずきとおる》さん（本文110ページ）の走り高とび。

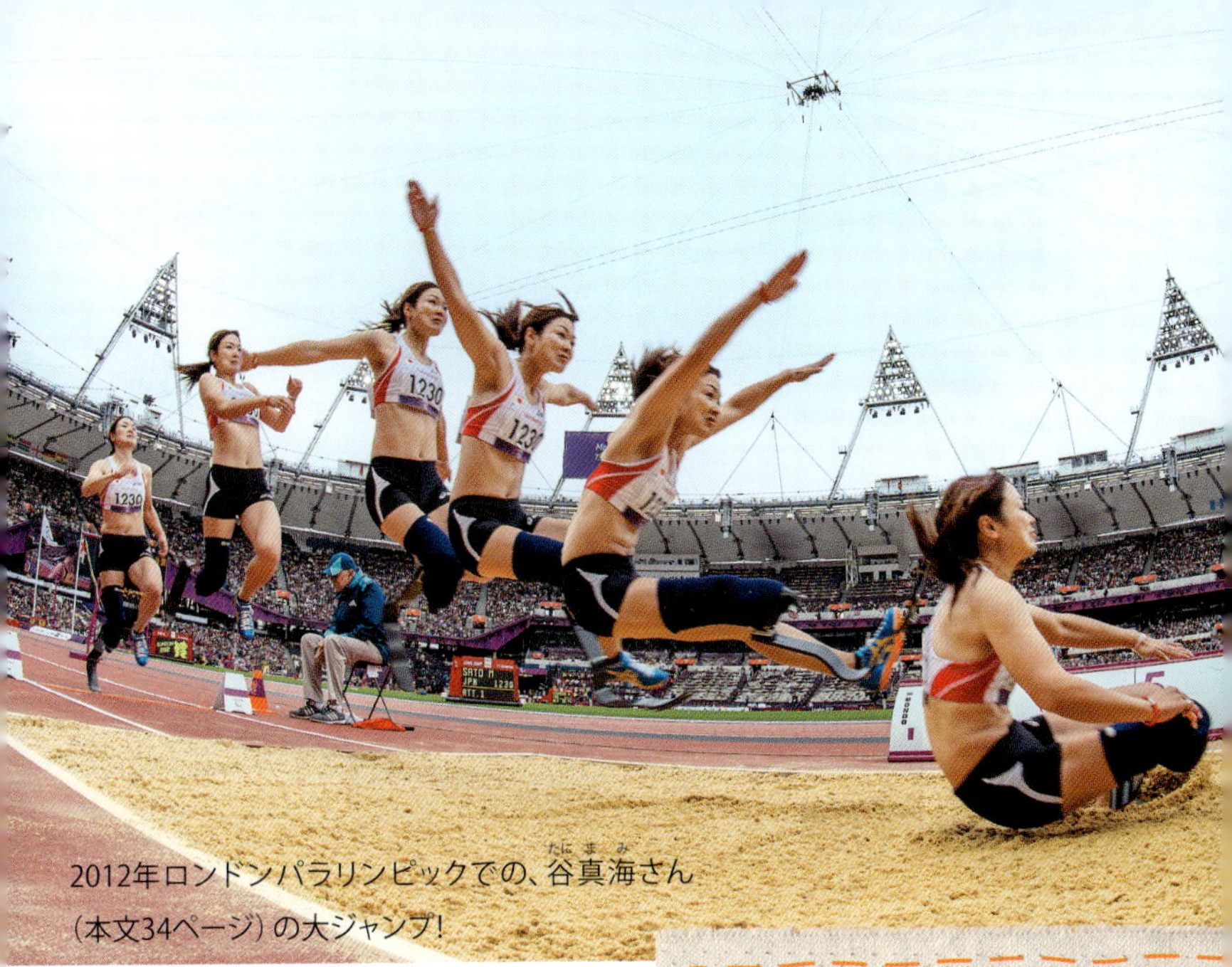

2012年ロンドンパラリンピックでの、谷真海《たにまみ》さん
（本文34ページ）の大ジャンプ！

世界で活躍《かつやく》する

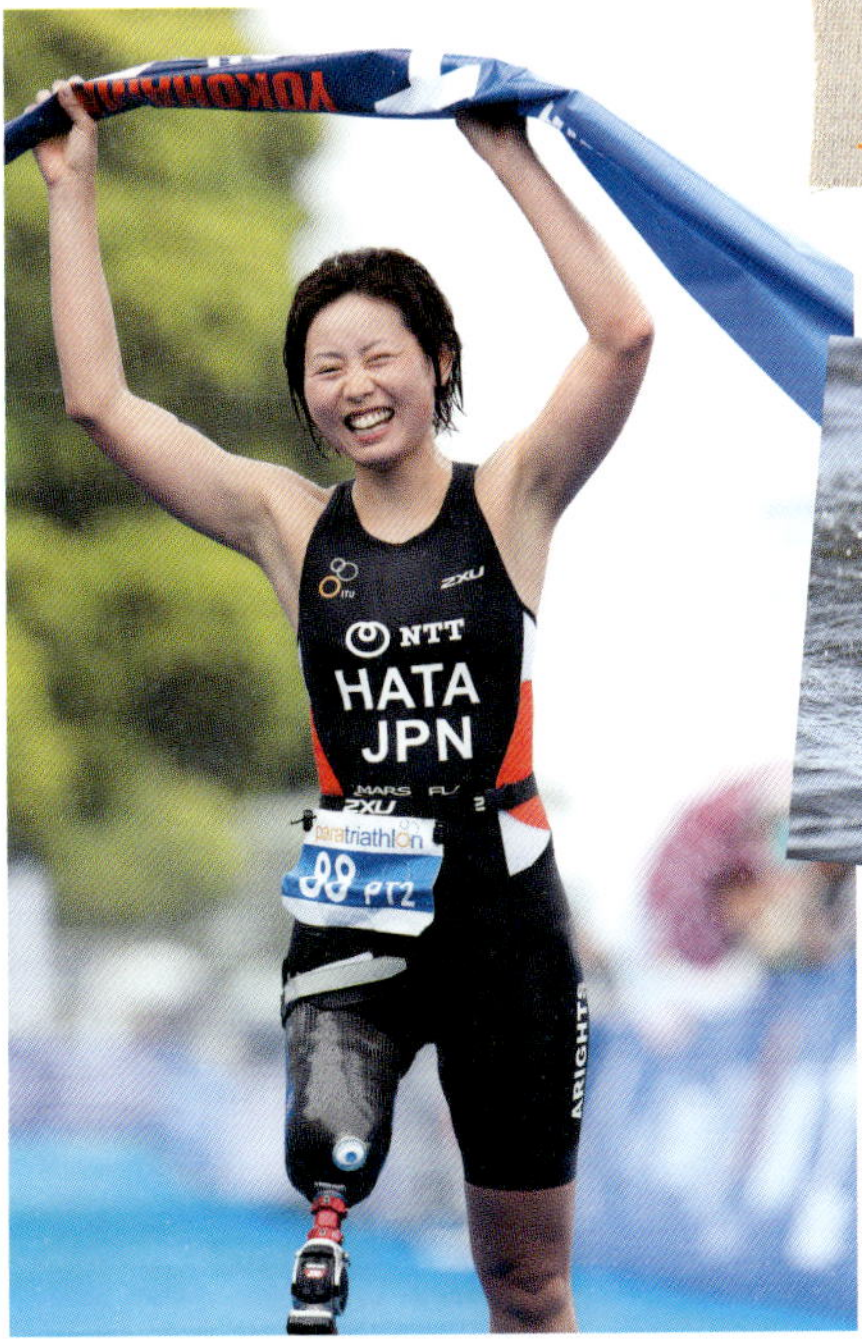

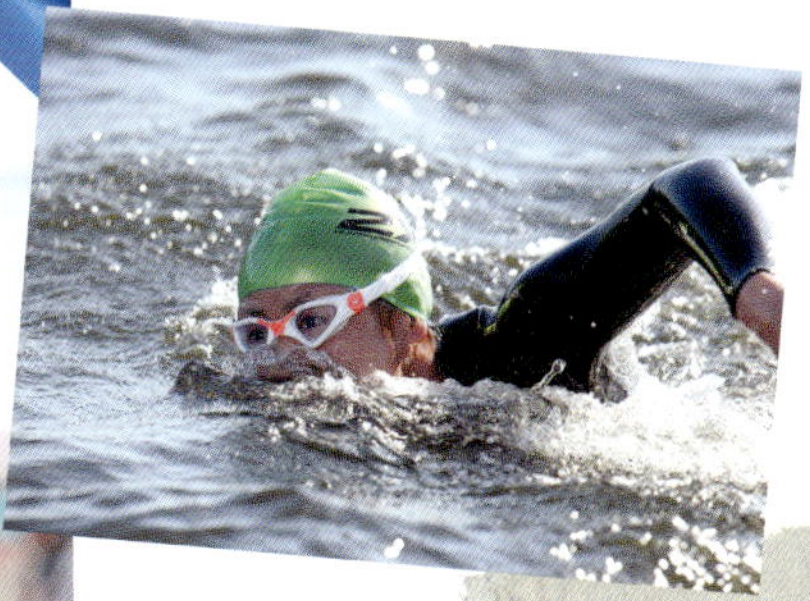

秦《はた》さんのフィニッシュのようす。

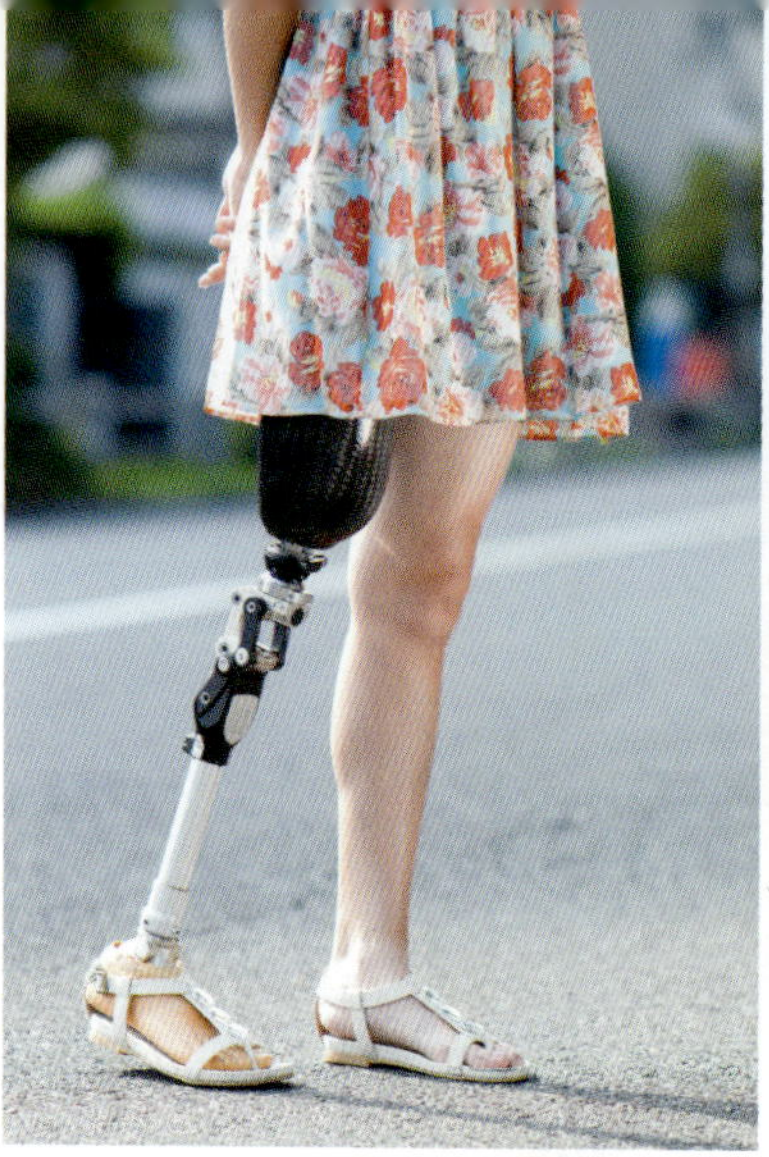

ワンピースからのぞく、生活用の大腿義足《だいたいぎそく》。

「ミニスカートをはきたい!」という願いから生まれた、リアルコスメチック義足《ぎそく》（右足）。

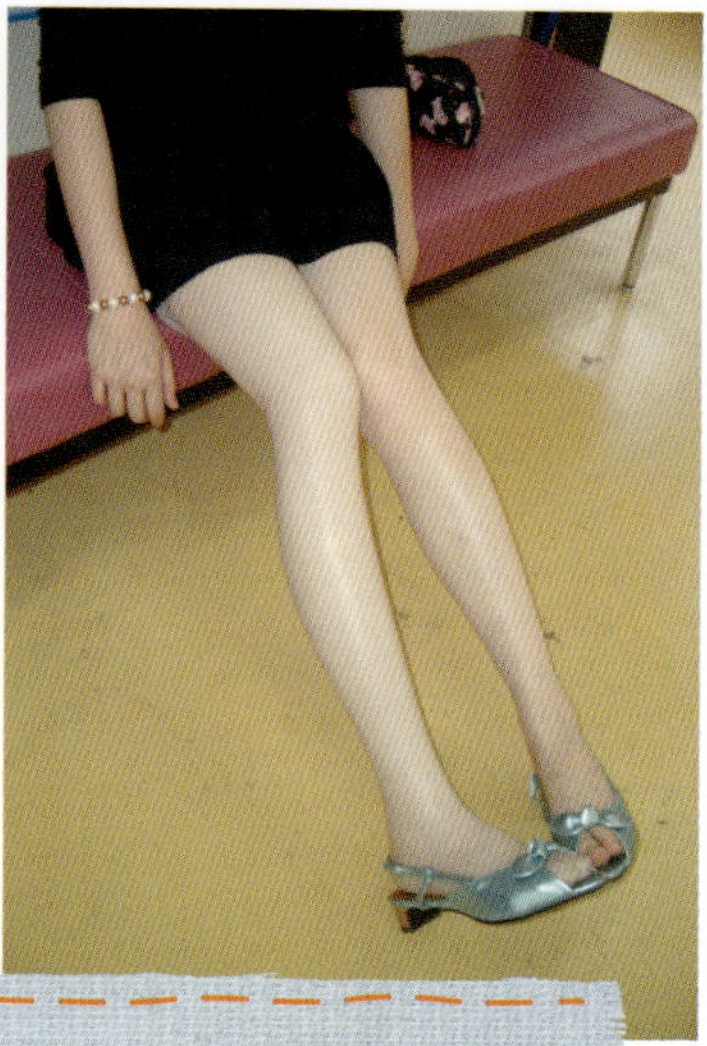

生活用義足《せいかつようぎそく》とスポーツ義足

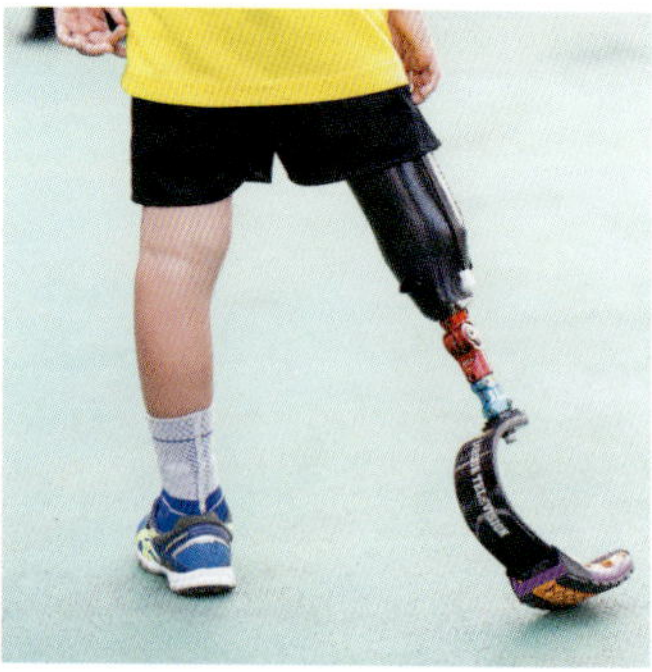

子ども用の板バネ。スニーカーのくつぞこをはって、走りやすくしている。

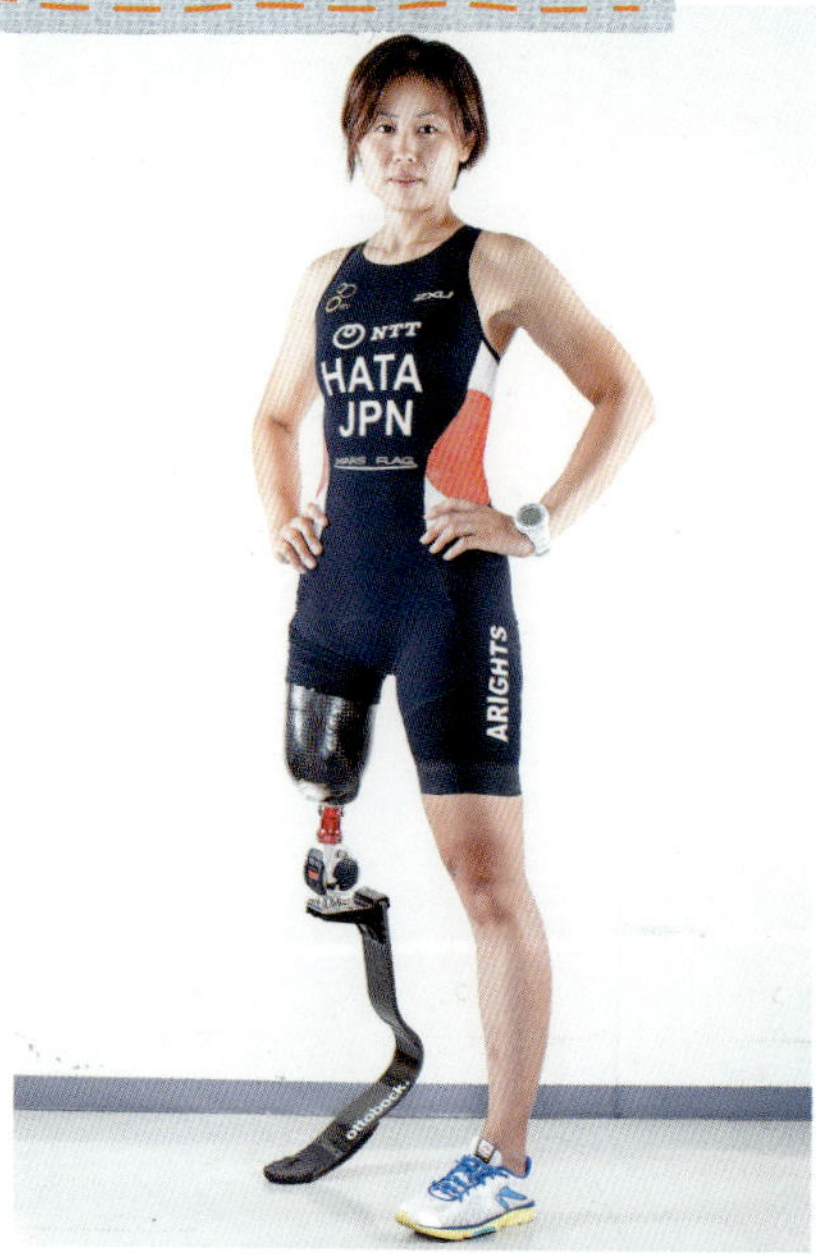

カーボンファイバーでできた、スポーツ用の大腿義足《だいたいぎそく》。

「みせる義足《ぎそく》」へ! ファッションショー

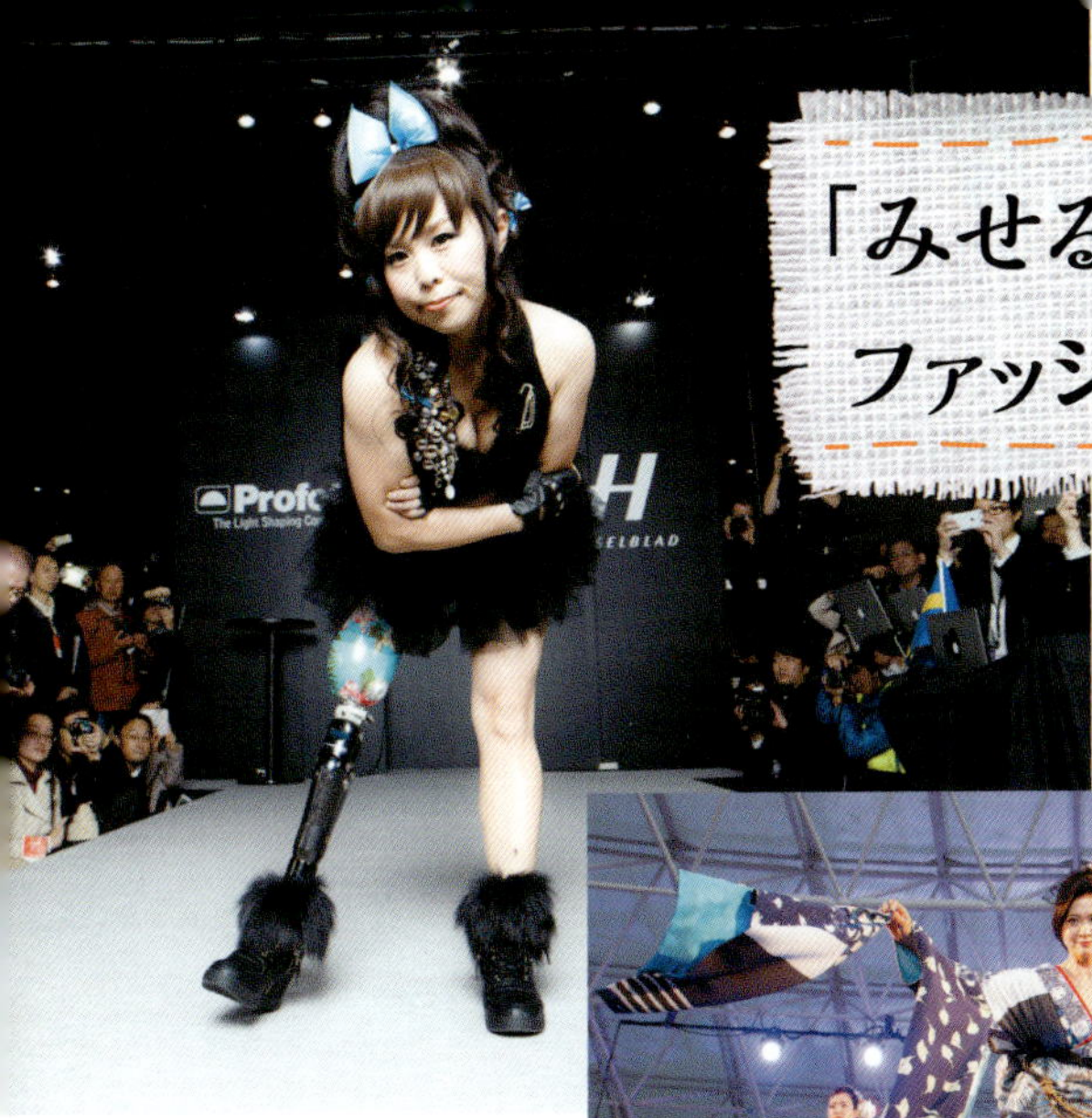

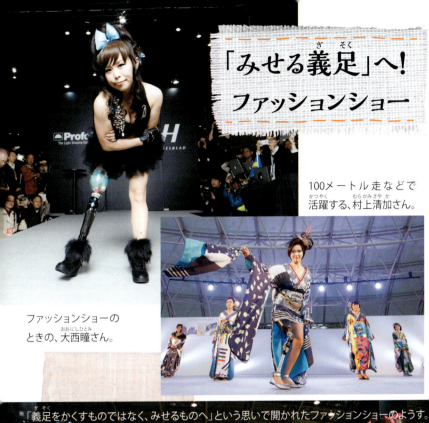

100メートル走などで活躍《かつやく》する、村上清加《むらかみさやか》さん。

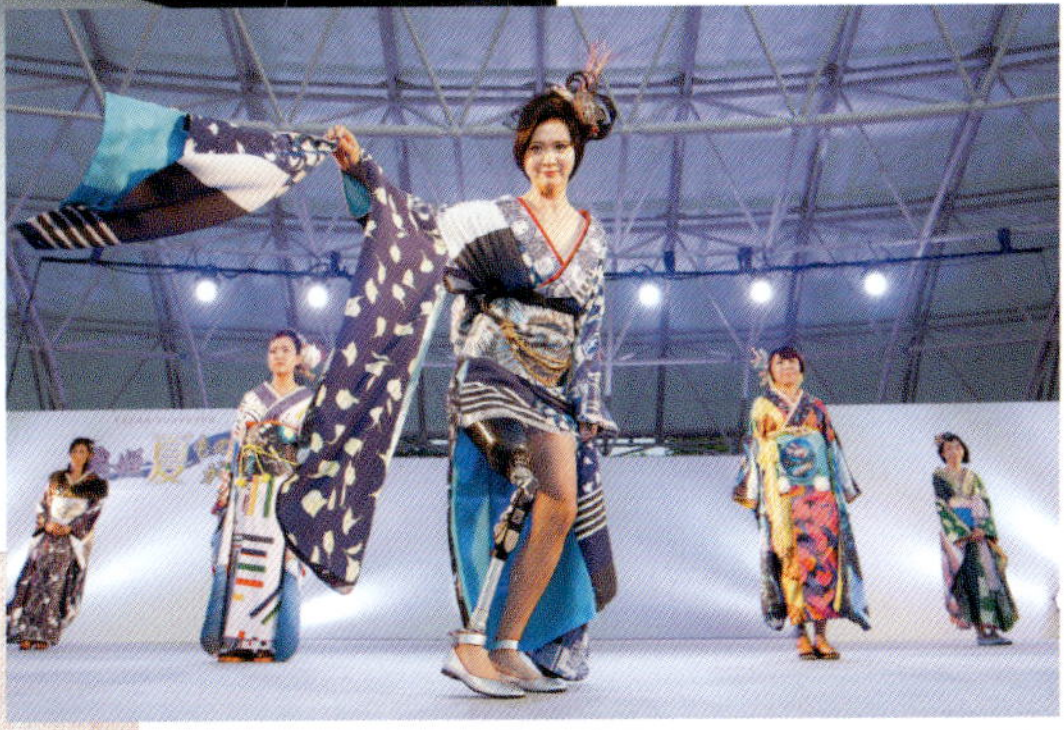

ファッションショーのときの、大西瞳《おおにしひとみ》さん。

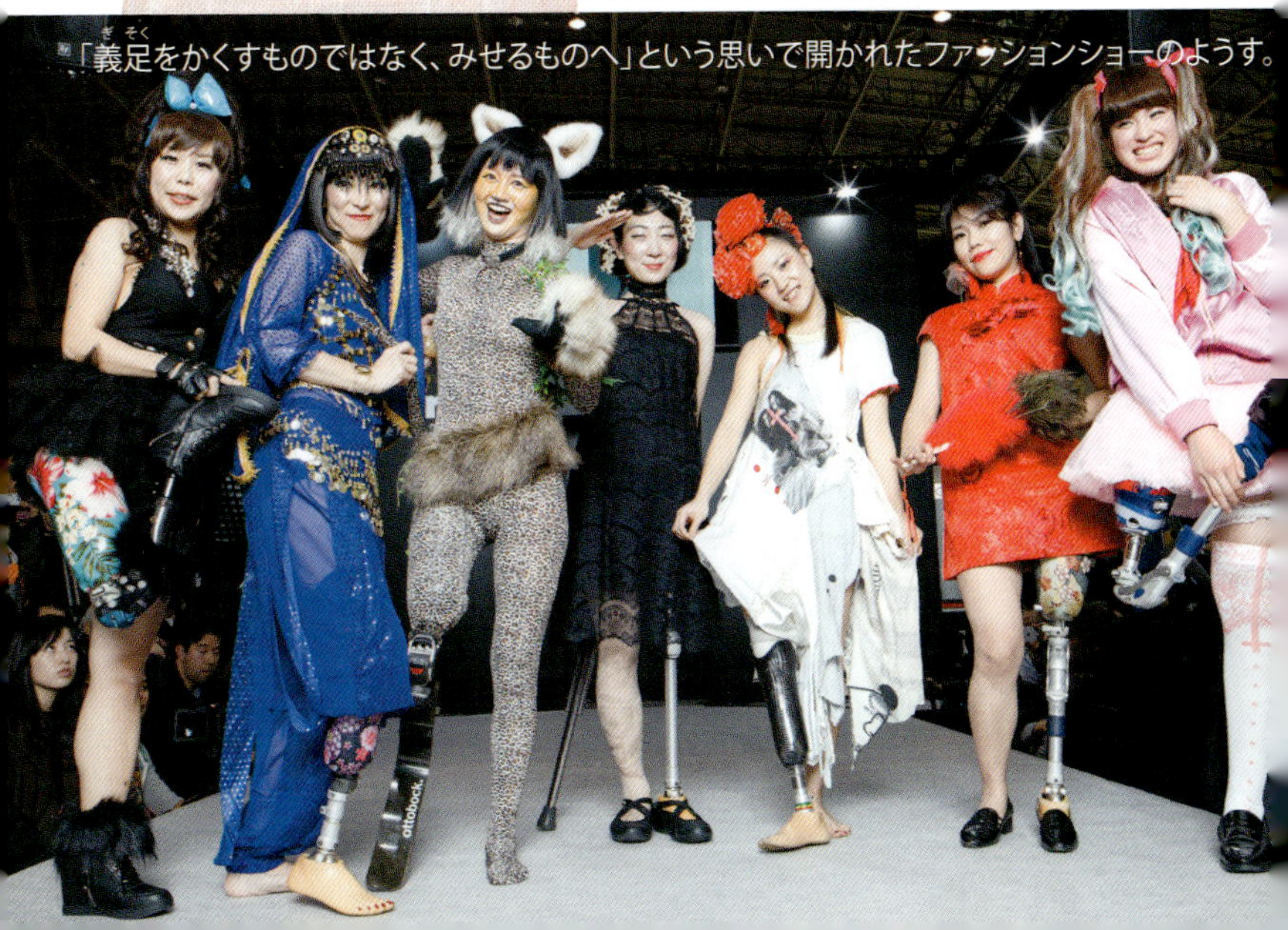

「義足《ぎそく》をかくすものではなく、みせるものへ」という思いで開かれたファッションショーのようす。

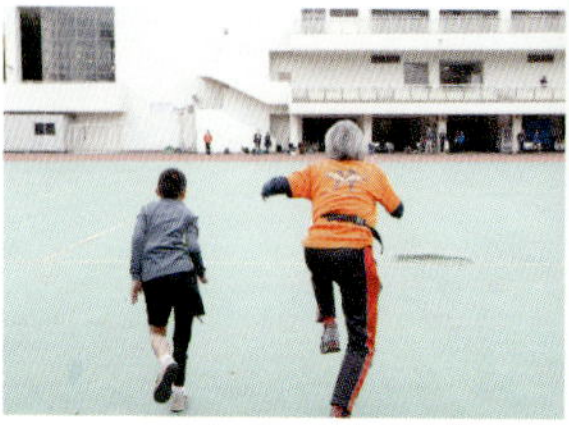

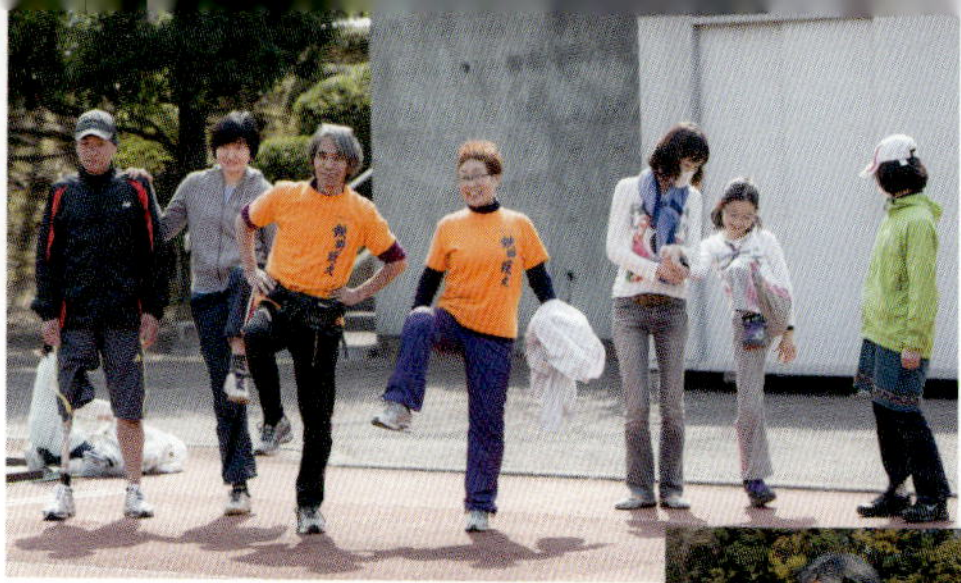

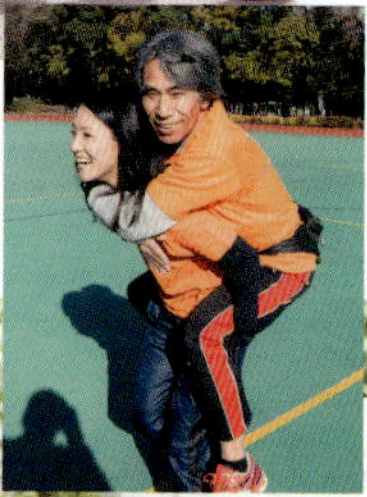

臼《うす》井《い》さんが生んだ笑《え》顔《がお》

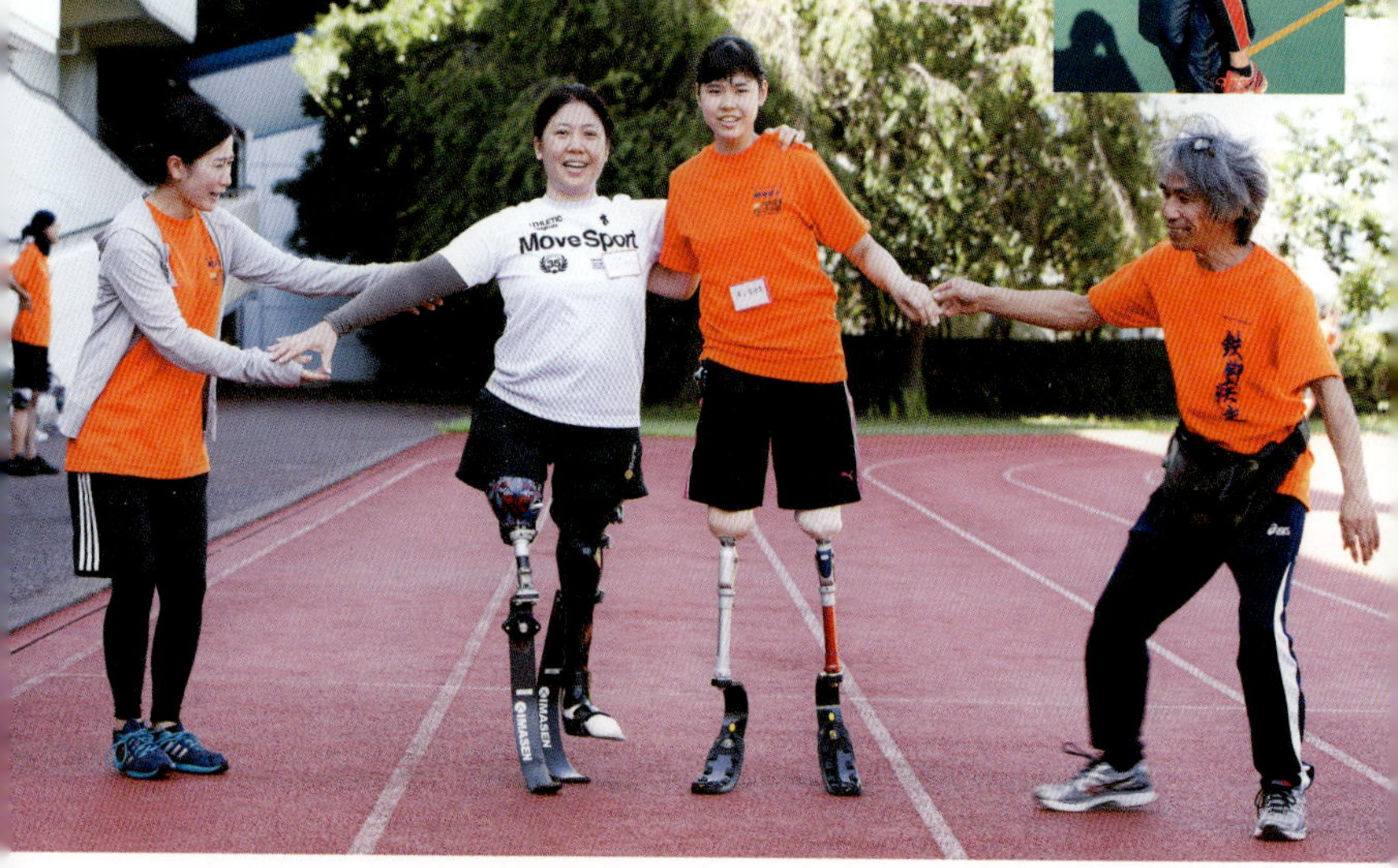

スポーツ、アート、旅行、食事会。さまざまな場面で人びとの笑顔《えがお》の中心にいる、本書の主人公、臼井《うすい》二美男《ふみお》さん。

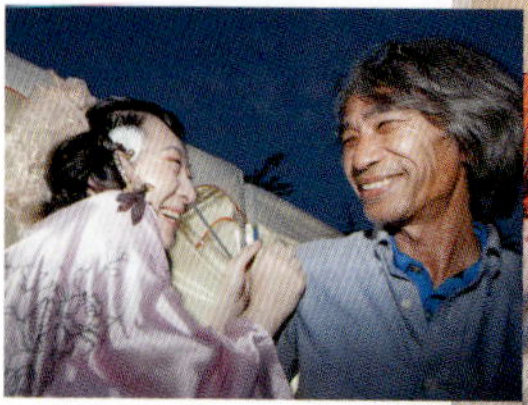

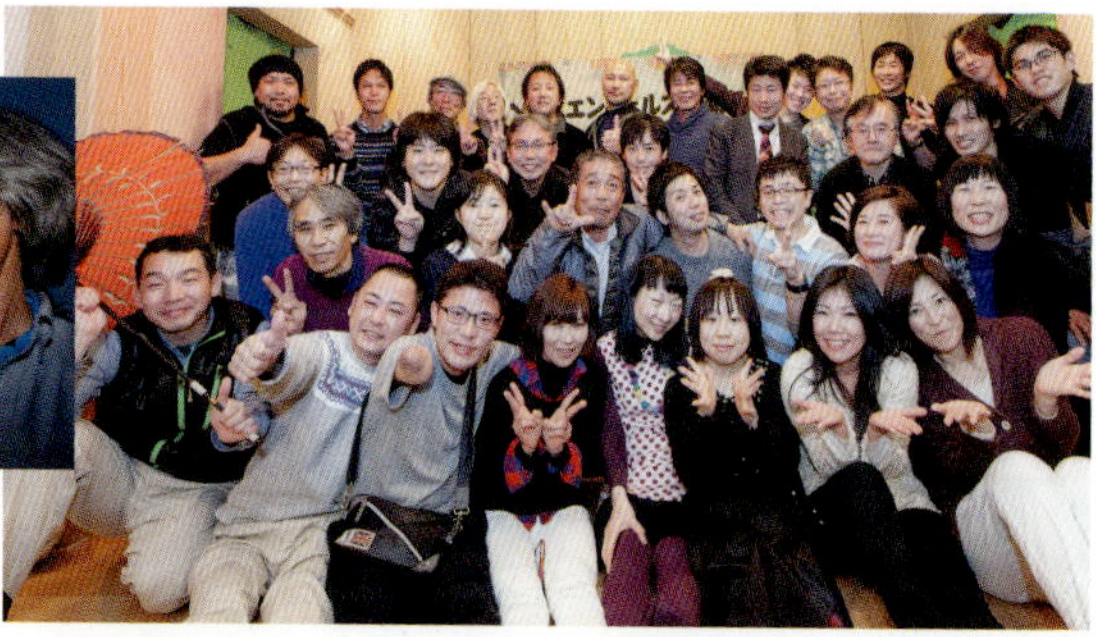

転んでも、大丈夫《だいじょうぶ》

ぼくが義足《ぎそく》を作る理由

はじめに──「あきらめない」を手助けしたい

この本を手にとってくれて、ありがとう。

ぼくは義肢装具士《ぎしそうぐし》の臼井二美男《うすいふみお》といいます。

見てのとおりの白髪頭《しらがあたま》なので、かなりのおじいちゃんに見えるかもしれませんね。

義肢装具士は、生まれつき手足のない人や、病気や事故《じこ》で手足をなくした人に、そのかわりになる「義手《ぎしゅ》」や「義足《ぎそく》」を作る仕事をしています。

みなさんは、義手や義足を見たことがありますか？

大切な手足がなくなるのは、とてもつらいことです。だけど、義手や義足を使えば、学校へいって勉強したり、お友だちと遊んだり、運動だってできます。

大人《おとな》なら、会社にいって仕事もできます。

スポーツが好きなら、たくさん練習をして、パラリンピックのような世界規《き》模《ぼ》の大会に出ることだって夢《ゆめ》ではありません。

パラリンピックには手や足のない人、目の見えない人、脳《のう》に障《しょう》がいのある人が六千人以上参加します。応援《おうえん》のお客さんも、世界中からたくさん集まります。

二〇二〇年には、東京でもパラリンピックが開かれることになっています。

ぼくは四回、パラリンピックを会場で見たことがあります。最初は二〇〇〇年シドニー大会。八時間ほど飛行機に乗って、オーストラリアまで出かけていきました。

つぎに見たのは二〇〇四年アテネ大会（ギリシャ）。そのつぎは二〇〇八年北京《ペキン》大会（中国）。そしてもう一回は、二〇一二年ロンドン大会（イギリス）です。

パラリンピックでの、ぼくの役目は、義足《ぎそく》の選手たちのサポートです。大事な試合で義足がこわれたりしないよう、また、選手が最大限《さいだいげん》の力を出せるよう、選手のそばについて、義足《ぎそく》の手入れをするのです。

パラリンピックをめざす選手たちは、たとえ体が不自由でも、くじけず夢《ゆめ》に向かってチャレンジをつづけています。そのためのきびしいトレーニングも毎日、かかしません。

そうやってがんばる姿《すがた》は、たくさんの人に勇気と感動をあたえます。

ぼくがはたらいている、鉄道弘済会義肢装具《てつどうこうさいかいぎしそうぐ》サポートセンターにも、足をなくした人が義足を作りに、おおぜいやってきます。そのだれもが、つらい経験《けいけん》を乗りこえ、明るく前むきに生きようとしています。

この本に登場するのは、義足で歩けるようになって、もとの生活をとりもどした人や、義足で走ることに挑戦《ちょうせん》する人、やりたいことを思いきり楽しんでいる人など、夢や目標をあきらめず、一生懸命《いっしょうけんめい》に生きている人ばかりです。

ぼくたちは、ときどき、つらいことや苦しいことがあると、「もう、無理だ」とか、「できるわけがない」とあきらめてしまいそうになります。でも、世の中には、体に障《しょう》がいをかかえながら、残された機《き》能《のう》を精《せい》一《いっ》杯《ぱい》使って生きている人がいます。

そういう人たちを見ていると、「自分も負けられない」と力がわいてきます。

みなさんも、くじけそうになったときは、この本に出てくる人たちのことをどうか思い出してください。ぼくと同じように、きっと元気が出るはずです。

転んでも、大丈夫《だいじょうぶ》●もくじ

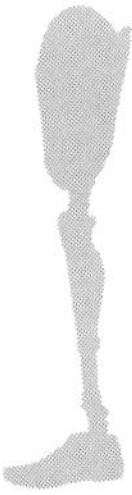

第一章 義肢装具士《ぎしそうぐし》の仕事

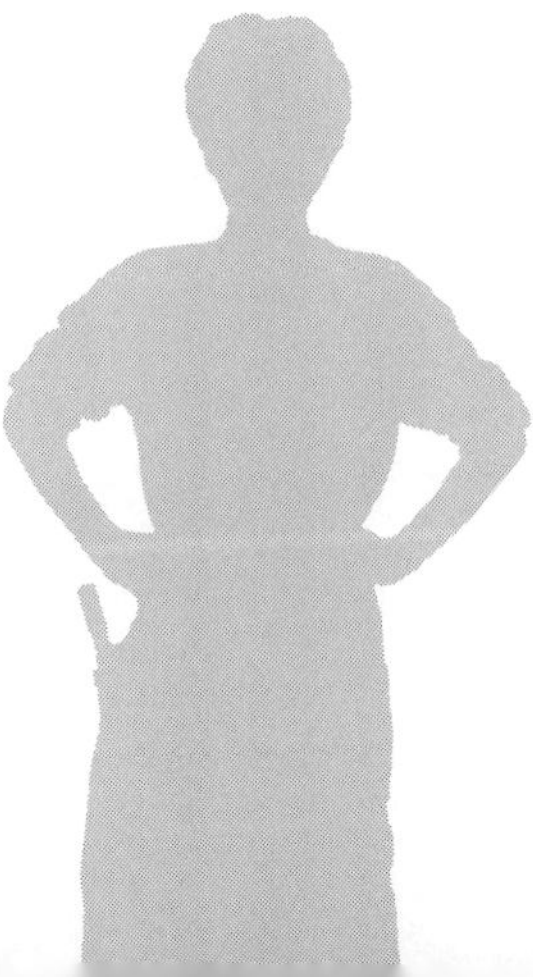

第二章

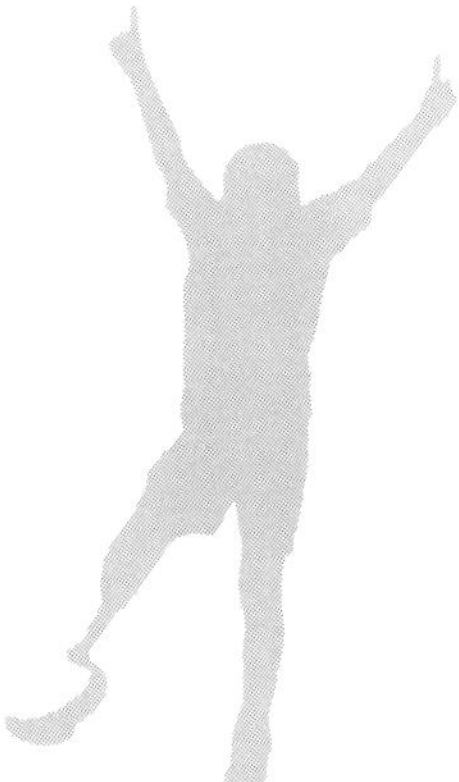

第三章 パラリンピックへの道

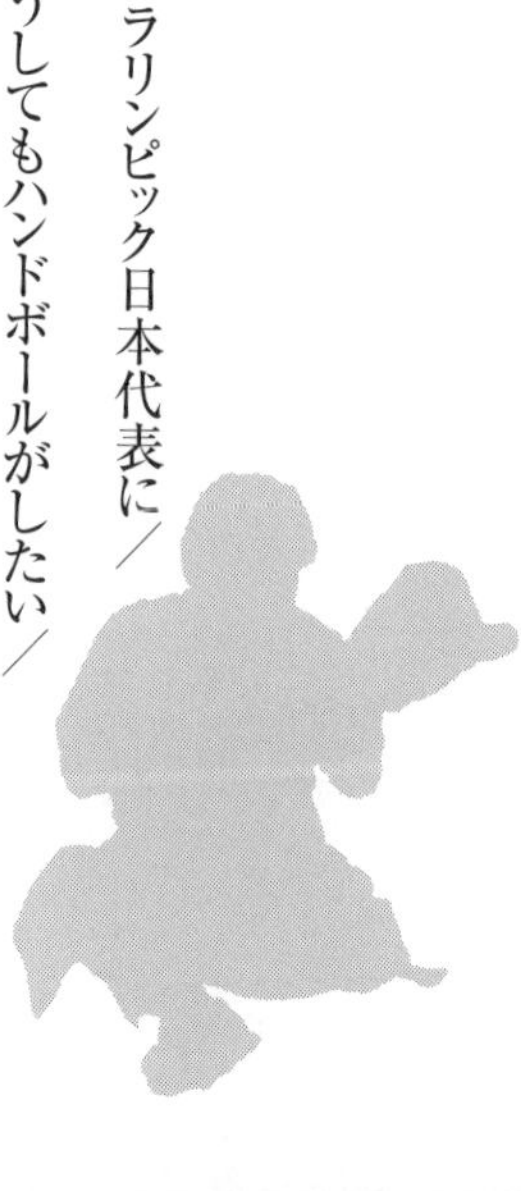

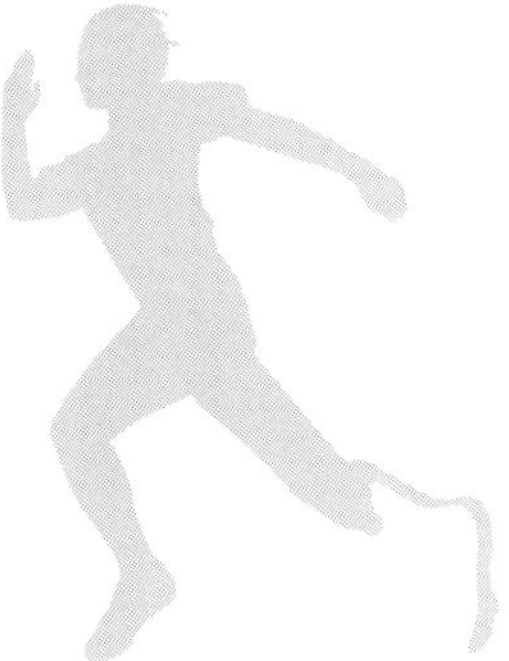

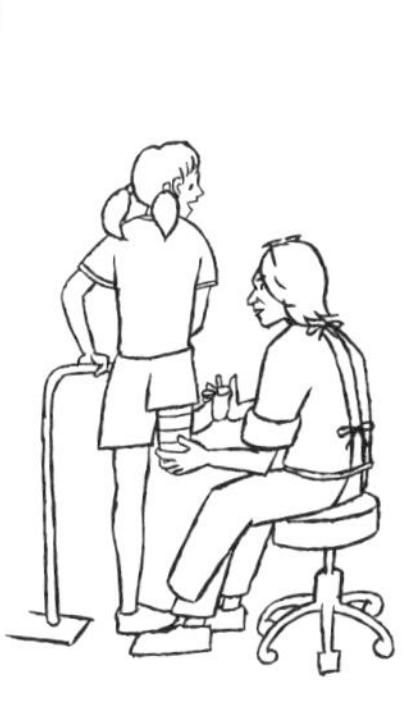

第一章
義《ぎ》肢《し》装《そう》具《ぐ》士《し》の仕事

義足《ぎそく》ってなに？

義肢装具士《ぎしそうぐし》って、どんな仕事？

さまざまなコラムとともに、

臼井《うすい》さんが日ごろどんな仕事を

しているのか、紹介《しょうかい》します。

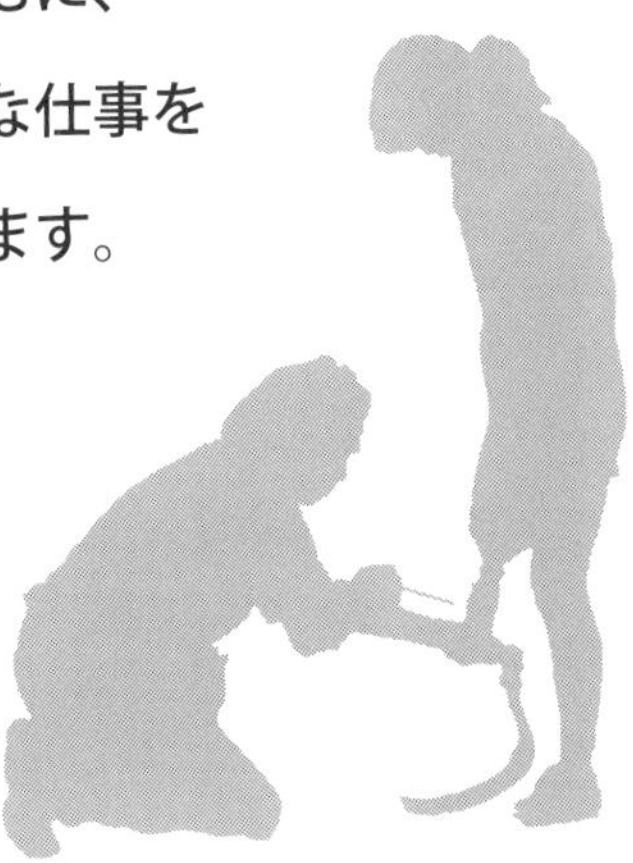

義足《ぎそく》のある生活とない生活

歩いたり走ったりするときも、食事をしたり勉強したりするときも、人は自然と手や足を使っています。

でも、ある日とつぜん、大切な手足がなくなったとしたら……。

ぼくがつとめている鉄道弘済会義肢装具《てつどうこうさいかいぎしそうぐ》サポートセンターには、事故《じこ》や病気で足を切断《せつだん》した人たちがおおぜいやってきます。そこには片足《かたあし》の人もいれば、両足をなくした人もいます。切断した場所もさまざまで、足のつけ根だったり、太ももだったり、ひざ下だったりします。

足がなければ、歩くことができません。そこで、ぼくら義肢装具士が、足のかわりをする義足を作って、自力で歩くための手助けをしています。

移動《いどう》するだけなら、ほかにも車いすに乗るとか、松葉づえをつくといった方法もありますが、義足《ぎそく》にくらべて動ける範囲《はんい》がせまく、不便があります。

たとえば車いすは、ちょっとした段差《だんさ》を乗りこえたり、坂をのぼったりするのがむずかしく、スロープやエレベーターがない場所では、そのつど人の手をかりなくてはなりません。

つえは歩くスピードが遅《おそ》く、あまり長い距離《きょり》を歩くことができません。それに、手がふさがるので荷物が持てません。

その点、義足をはけば自力で歩けて、買いものや旅行に出かけたり、練習をすれば、走ったり山にのぼったりすることだってできます。

義足のある生活とない生活では、生きていくうえで大きなちがいがあるといえるのです。

コラム1

義《ぎ》足《そく》って、どうなってるの？

ひとことで「義足」といっても、足のどの部分で切断《せつだん》したかによって、呼《よ》びかたがかわってきます。

ここでは、おもなふたつの義足について、説明します。

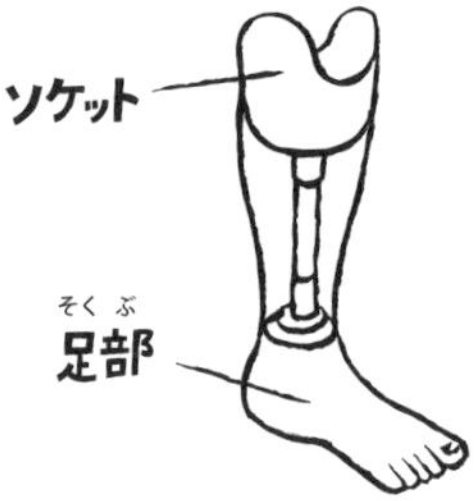

❶ 下腿義足《かたいぎそく》

ひざよりも下の部分を切断（下腿切断）した人がはく義足です。

外側にカバーをすることで、自然な見た目にすることができます。

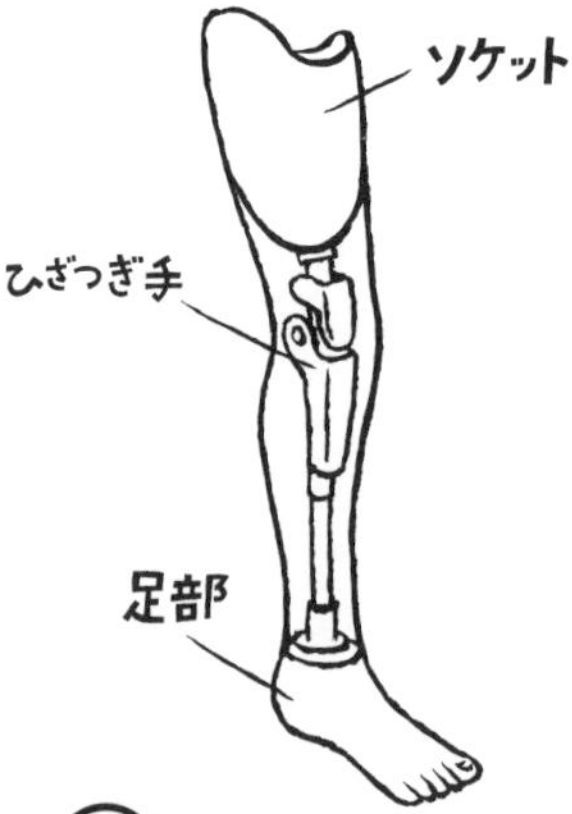

❷ 大腿義足《だいたいぎそく》

ひざよりも上の部分を切断（大腿切断）した人がはく義足です。

ひざの関節の役割《やくわり》を果たす「ひざつぎ手《て》」という部品も必要になります。

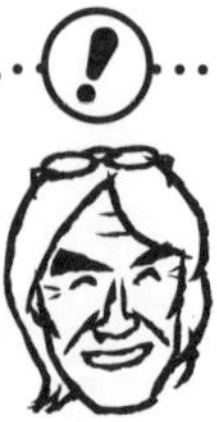

残った足の部分が長いほど、義足《ぎそく》のコントロールがしやすいです。短く切ってしまうと、力がうまく伝わらず歩きにくいので、医師《いし》と義肢装具士《ぎしそうぐし》が相談して手術《しゅじゅつ》するのが理想的です。

おしゃれもスポーツも楽しめる

義足《ぎそく》の種類は大きく分けてふたつあります。ひとつは生活用、もうひとつはスポーツ用です（口絵6ページ参照）。

生活用の義足は、毎日の生活のなかで歩くためのものです。そのなかには、リアルコスメチック義足といって、本物の足そっくりに作る義足もあります。この義足は、ひざを曲げたり、足首の角度をかえたりできるので、女の人はミニスカートやハイヒールをはいて、おしゃれを楽しむことができます。

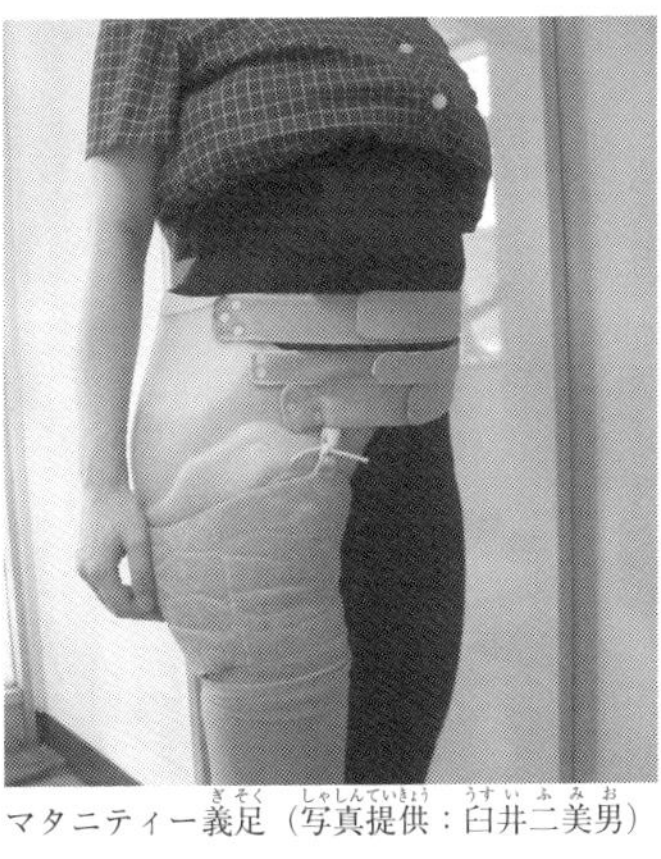

マタニティー義足《ぎそく》（写真提供《しゃしんていきょう》：臼井二美男《うすいふみお》）

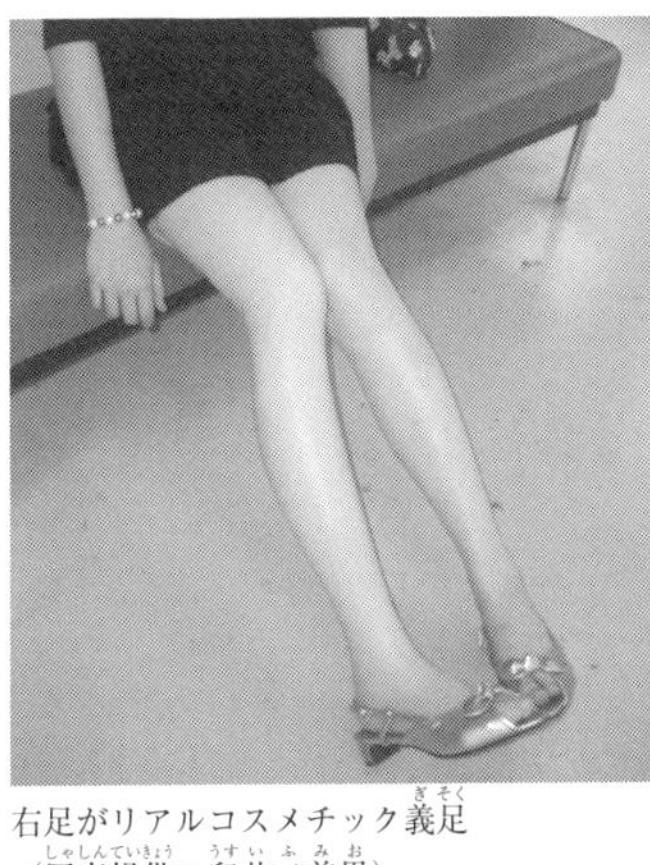

右足がリアルコスメチック義足《ぎそく》
（写真提供《しゃしんていきょう》：臼井二美男《うすいふみお》）

ほかにも、おなかに赤ちゃんのいる妊婦《にんぷ》さんが、おなかのふくらみに合わせてはける、マタニティー義足《ぎそく》という生活用の義足もあります。

リアルコスメチック義足もマタニティー義足も、ぼくが作るまではだれも作ったことがありませんでした。でも、病気で足をなくしたふたりの女の子から、「義足でもミニスカートがはきたい」、「おなかが大きくなっても人の手をかりず、一人で歩きたい」と相談され、その願いをかなえてあげたくて、新しい義足を考えだしました。

義足の人は、そのことを人に知られたくないので、義足をかくしたがります。また、おなかに赤ちゃんができたら、義足で体重を支《ささ》えるのがむずかしくなり、車いすや松葉づえで生活するのがふつうです。

でも、この女の子たちは、義足だからといっておしゃれをあきらめず、どうすれば自分の力で、したいことができるだろうかと、とても前むきに考えていました。

義足《ぎそく》をはいている人が、自分の本音を口に出すのは、じつはとてもめずらしいことなんです。「義足なのにこんなことをいったら、わがままだと思われるかもしれない」と思ってしまうからです。

ぼくは義肢装具士《ぎしそうぐし》として、そういう人たちの願いを引きだしてあげたいと思っています。それには、患者《かんじゃ》さんがなんでも話しやすい雰囲気《ふんいき》を作ることが必要です。だからぼくは、患者さんとのコミュニケーションを大切にしてきました。

ふたりがのぞむ義足も、研究に研究をかさねて、一生懸命《いっしょうけんめい》、作りあげました。

海水浴も、どうどうと

「義足でもミニスカートをはきたい」と言ってくれたのは、大西瞳《おおにしひとみ》さんという女性です。陸上競技《りくじょうきょうぎ》の一〇〇メートル、二〇〇メートルと走り幅《はば》とびの選手で、世界中の大会に出場するほか、テレビ番組でも活躍《かつやく》しています。ふだんは公務《こうむ》員《いん》として区役所ではたらいています。

大西《おおにし》さんが足をうしなったのは二十三歳《さい》のとき。そのころは、アルバイトをしながら海外旅行を楽しむ、とても活動的な女性《じょせい》でした。

足を切断《せつだん》したきっかけは、かぜ。かぜの菌《きん》が心臓《しんぞう》に入ってしまい、その治療《ちりょう》中《ちゅう》の不運な事故《じこ》で、足にうまく血が流れなくなってしまいました。その結果、右足を太ももから切断したのです。

切断手術《せつだんしゅじゅつ》は、大西さんが一か月間、意識《いしき》をうしなっているときにおこなわれました。目がさめたときには、右足の色がすっかりかわってしまっていて、切断するしかありませんでした。どんなにショックだったことでしょう。「自分はこれからどうなるんだろう」と、不安でいっぱいだったと、ぼくに話してくれました。

落ちこんでいた大西さんが、元気をとりもどすきっかけになったのは、生活用とはちがう、もうひとつの義足《ぎそく》、スポーツ義足とであったことでした。

「義足で走れるようになると、歩きかたもきれいになるよ」

何気《なにげ》なく言ったぼくのこのひとことが、大西《おおにし》さんに走るきっかけをあたえたとは。そのときのぼくは、スポーツ用義足を作るなかで、実際《じっさい》に感じていたことを伝えただけのつもりだったのですが、

「みんなきれいに歩きたいはずだから、そう言われたら、絶対《ぜったい》に走りますよ」

と、あとで話してくれた大西さんの言葉を聞いて、義足をはく人の切実な気持ちに、一歩近づけたような気がしました。

走る楽しさを知った大西さんは、昔のように活発に、いろんな世界にとびだしていきました。

いまでは陸上選手として活躍《かつやく》し、パラリンピックをめざすトップアスリートになりましたし、大好きな海外旅行にも出かけています。

以前、義足の仲間を誘《さそ》ってグアムに遊びにいったとき、ぼくに海水浴の写真

を送ってくれたことがありました。写真には、水着姿《みずぎすがた》の大西《おおにし》さんの義足《ぎそく》が、はっきりとうつっています。義足をかくさず、どうどうとしている大西さんが、とてもまぶしくみえました。

大西さんがであった、スポーツ用の義足。これには、歩くための生活用とはちがうところがたくさんあります。一番は、速く走ったり、ジャンプしたりしてもこわれないよう、「板バネ」と呼《よ》ばれる、軽くてじょうぶな素材《そざい》でできる点です。板バネは、はずむ力が強いので、それを利用して、速く走ったり、高くとんだりできます。

もし、万が一、運動しているときにスポーツ用の義足がこわれても、生活用義足をはけば、つぎの日もふつうに生活することができるので、思いきり運動を楽しめます。

アヒルの足？

いまではスポーツ用の義足《ぎそく》も、日本で手に入るようになりましたが、ぼくが作りはじめた三十年ほど前まで、スポーツ義足は外国にしかありませんでした。

ぼくがはじめて見たのは、ハワイです。そのころは、いまのように長さのある板バネではなく、足首より下の部分だけが、板バネの小型版《こがたばん》のような形をしていました。

はじめて見たとき、「なんだかアヒルの足みたいだな」と思ったのをおぼえています。じつはこのとき、「こんなへんてこなものを見せられて、どう反応《はんのう》すればいいんだろう」とも思いました。

ところが、この義足を見せてくれた義肢装具士《ぎしそうぐし》はとてもじまんげに、

「野球やジョギングができるんだよ」

と教えてくれました。

その言葉を聞いて、ぼくははじめて、見にきてよかったと思いました。

当時の日本では、義足《ぎそく》でスポーツをするなんて考えられませんでした。義足になったら、一生静かに暮《く》らすものだと、だれもが思っている時代だったのです。でもぼくは、そんな考えかたに、ずっと疑問《ぎもん》を持っていました。

その義足は、「カーボンファイバー」という、とても軽くてじょうぶな素材《そざい》でできていることがわかりました。カーボンファイバーは、いまでは日本でもあたりまえに手に入るようになりましたが、そのころの日本にはまだ、木でできた、重くて、こわれやすい義足しかありませんでした。

「よし、カーボンファイバーを使って義足を作ってみよう」

じつはこのとき、妻《つま》との新婚旅行中《しんこんりょこうちゅう》だったのですが、ぼくの頭のなかは、新しい義足のことで、いっぱいになっていました。

コラム2

義足《ぎそく》のはじまり

世界での義足のはじまりは、紀元前にさかのぼるといわれています。日本では、江戸時代《えどじだい》末期から明治時代《めいじじだい》初期にかけて活《かつ》躍《やく》した、歌舞伎役者《かぶきやくしゃ》三世沢村田之助《さんせいさわむらたのすけ》が使ったものが、もっとも古いとされています。

はじめは人形づくりをしていた人が作った義足を使おうとしましたが、うまくいかず、アメリカ製《せい》の義足を買って、舞台《ぶたい》にでたそうです。

ほかにも、はじめて政党内閣《せいとうないかく》を組織《そしき》し、早稲田大学《わせだだいがく》をつくった、大隈重信《おおくましげのぶ》も義足をはいていました。乗っていた馬車がおそわれたときに負った傷《きず》が原因《げんいん》で、大腿切断《だいたいせつだん》をしたのです。

かれもアメリカ製の義足をはいていましたが、正座《せいざ》をすることが多い日本の生活様式に合わず、よくひざの関節がこわれていたそうです。この経験《けいけん》があり、日本の義足づくりの技術《ぎじゅつ》は大きく発展《はってん》したといわれています。

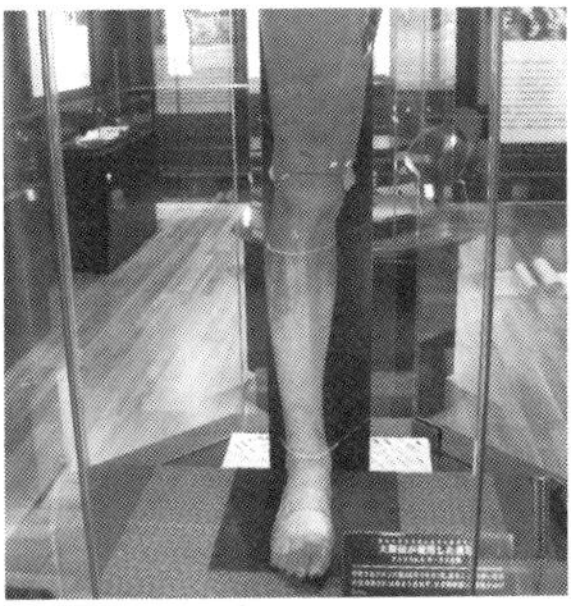

大隈重信《おおくましげのぶ》がはいていたアメリカ製《せい》の義足《ぎそく》(佐賀市大隈記念館所蔵《さがしおおくまきねんかんしょぞう》)

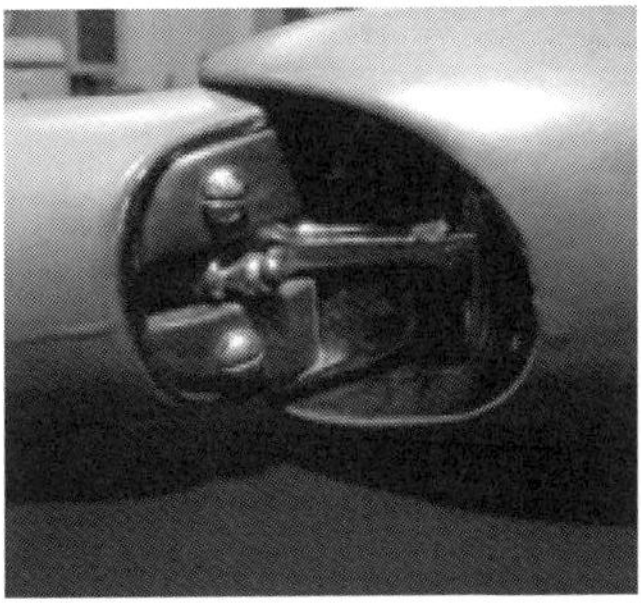

精巧《せいこう》に作られたひざ関節
(早稲田大学大学史資料《わせだだいがくだいがくしりょう》センター所蔵《しょぞう》)

患者《かんじゃ》さんの人生と向きあう

鉄道弘済会義肢装具《てつどうこうさいかいぎしそうぐ》サポートセンターには、ぼくもふくめて、現在《げんざい》二十七人の義肢装具士がいます。そこには男の人も女の人も、若《わか》い人も、ぼくみたいなベテランもいます。

義肢装具士たちは朝から晩《ばん》まで、義足づくりにかかせない石こうの白い粉にまみれて、仕事に精《せい》を出しています。義足づくりのほかにも、義足を作ってほしいとたずねてくる患者さんの相談を受けたり、義足で歩行訓練をする入院患者さんの義足を調整したりします。

それだけでなく、いろいろな病院へ出かけることもあります。切断手術《せつだんしゅじゅつ》のために入院している患者さんの義足について、お医者さんと相談したり、手術を終えた人の足の型をとって、義足づくりの準備《じゅんび》をしたりします。

さらに、義肢装具士《ぎしそうぐし》の仕事はいったん義足ができても、それでおしまいではありません。はいているうちに足の筋肉《きんにく》のつきかたがかわって、ソケットが合わなくなったり、部品が傷《いた》んで修理《しゅうり》が必要になったりするからです。

ちなみに義足は、だいたい二、三年でボロボロになってしまいます。そのたびに、患者《かんじゃ》さんにはきごこちを聞きながら、新しいものを作っていきます。何年も、何十年もかけて、患者さん一人ひとりの人生と、向きあっていくのです。

チームワークが大切

義足づくりは、ひとりではできません。その義足をはく人が、ちゃんと歩けるようになるまでが義足づくりなので、義肢装具士のほかにも、たくさんの人がかかわります。

たとえばお医者さんです。病気やけがのことを一番よくわかっているので、ぼくら義肢装具士《ぎしそうぐし》に、切断手術《せつだんしゅじゅつ》をしたあとの傷《きず》のことや、人の体のしくみについて、わかりやすく説明してくれます。

また、リハビリテーション医といって、歩けるようになるための足の治療《ちりょう》を、看護師《かんごし》さんや理学療法士《りがくりょうほうし》さんといっしょにするお医者さんもいます。

理学療法士とは、足をうしなった人が生活するのに困《こま》らないように歩く訓練をしたり、かたくなってしまった体をマッサージしたりする人のことです。そうやって、少しずつ体を動かして、生活できるようにしていくことを、「リハビリテーション」といいます。

リハビリテーションをすると、とても疲《つか》れるし、なれるまでは切断した足も痛《いた》むので、患者《かんじゃ》さんは口をそろえて、「とてもつらい」と言います。それでも、理学療法士さんがそばではげましながら、体を動かすコツを教えてくれるので、つらさを乗りこえることができるのです。

鉄道弘済会《てつどうこうさいかい》義肢装具サポートセンターにも理学療法士さんがいて、毎日、建物の三階にあるリハビリテーションルームで、たくさんの人のリハビリテーションにあたっています。

患者《かんじゃ》さんと接《せっ》するなかで気づいたことを、ぼくら義肢装具士《ぎしそうぐし》にも伝えてくれるので、とても助かっています。「○○さんはひざが痛《いた》そうです」とか「いまの義足は少し大きくて、歩きにくそうだよ」と教えてもらうと、どんなふうに義足を修正《しゅうせい》していけばいいかがわかるからです。

義足は、医者、看護師《かんごし》、理学療法士《りがくりょうほうし》、そして義肢装具士が力を合わせて、できあがるもの。みんなのチームワークがとても大切なのです。

義肢装具士の一日

鉄道弘済会《てつどうこうさいかい》義肢装具サポートセンターにいると、一日があっというまにすぎていきます。

ぼくの毎日のスケジュールは、朝七時半に会社について、九時まで義足《ぎそく》づくりをし、そのあとは義足の相談にやってくる患者《かんじゃ》さんの話を聞きます。それがひと段落《だんらく》すると、夕方四時ぐらいからまた義足づくりをはじめて、夜九時ぐらいまで、集中して作業をします。

曜日によっては、遠くの病院へ出かけていくこともありますし、自分が担当《たんとう》した義足をはいている人のところへ出張《しゅっちょう》することもあります。そこで、直接《ちょくせつ》話を聞いて、義足のことでなにか困《こま》っていることがあれば、その場で直します。

毎日、目のまわるようないそがしさですが、ぼくをたよりにしてくれている人がいると思うと、へっちゃらです。人と話さず集中して義足を作っている時間も、患者さんと趣味《しゅみ》のことについておしゃべりしている時間も、ぼくの頭のなかは、どうしたら義足をはく人が少しでも楽に、そして楽しく生活ができるようになるかでいっぱい。つらいと思うヒマもありません。

ところで、義足はどうやって作られると思いますか？

見た目が機械のようにも見えるので、電化製品《でんかせいひん》や車のように、工場で大量に作られていると思うかもしれませんね。でも、じつは、義足《ぎそく》は一気にたくさん作ることができません。義肢装具士《ぎしそうぐし》が一つひとつ手づくりしています。切断《せつだん》されて残った足は、長さも傷《きず》の状態《じょうたい》も人それぞれちがうため、同じ義足を作っても、みんながここちよくはける義足にはならないからです。

一人ひとりに合う義足を作るには、足の肉や骨《ほね》の形、傷のぐあいを見て細かい調整をする知識《ちしき》と技術《ぎじゅつ》が必要です。それを身につけるには、たくさんの経験《けいけん》をつまなければなりません。ひとりで一本の義足を作れるようになるまでに、十年ぐらいはかかるといわれています。

ぼくは、義肢装具士になって三十年以上になりますが、それでも、はじめからぴったりと合う義足を作れることは、いまだにそう多くありません。実際《じっさい》に使う人が「これなら痛《いた》くないですよ、大丈夫《だいじょうぶ》ですよ」と言ってくれるまで、何度も何度も相談をして、根気づよく義足を作りあげていくのです。

コラム3

義足《ぎそく》ができるまで

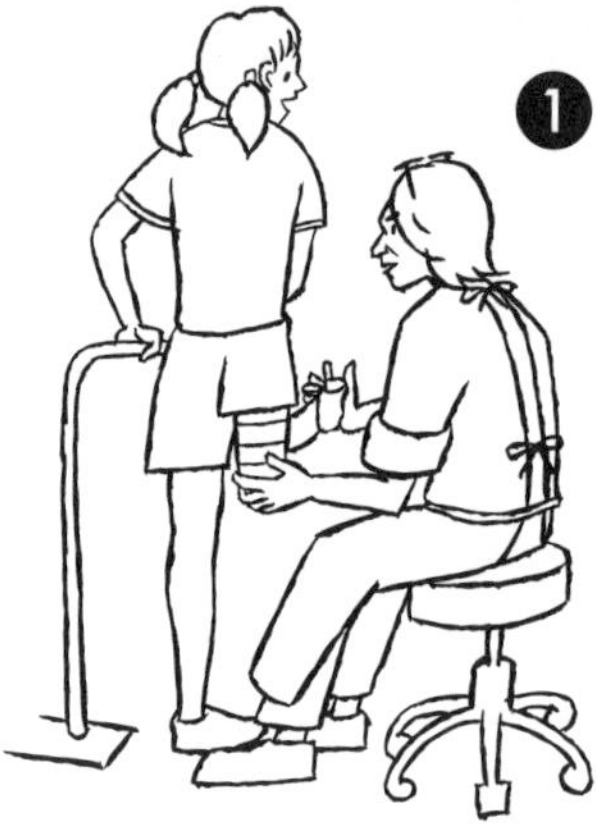

❶ 足の大きさに合わせてほうたいをまき、切断部分《せつだんぶぶん》の型をとる。

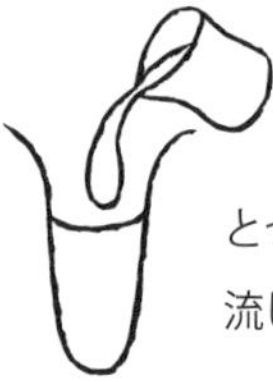

❷ とった型に石こうを流しこむ。

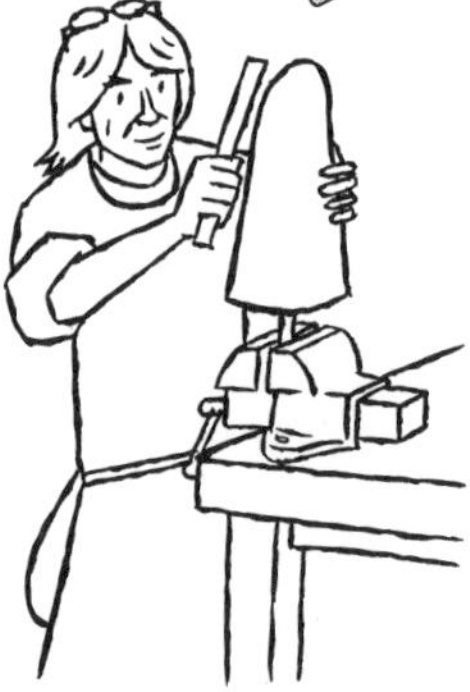

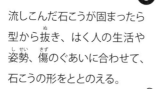

❸ 流しこんだ石こうが固まったら型から抜《ぬ》き、はく人の生活や姿勢《しせい》、傷《きず》のぐあいに合わせて、石こうの形をととのえる。

❹ 形を整えた石こうに200度に熱した樹脂《じゅし》をかぶせ、ソケットを作る。

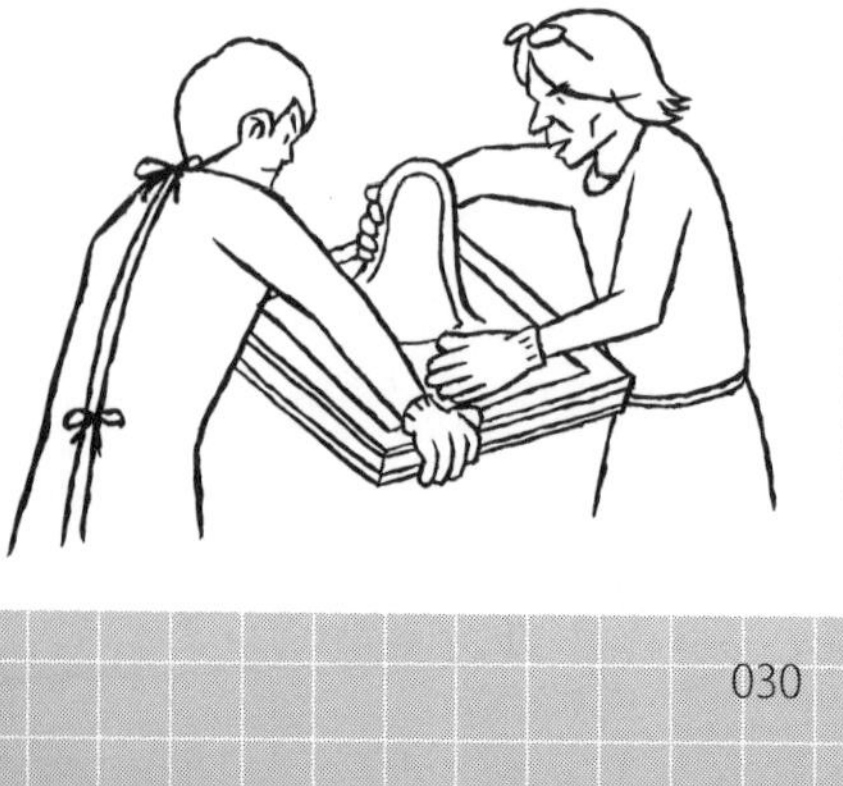

！ どの過程《かてい》でも、どうすればはきごこちがよく、使いやすい義足《ぎそく》になるか、義足を使う人としっかりコミュニケーションをとることが大切です。

完成！

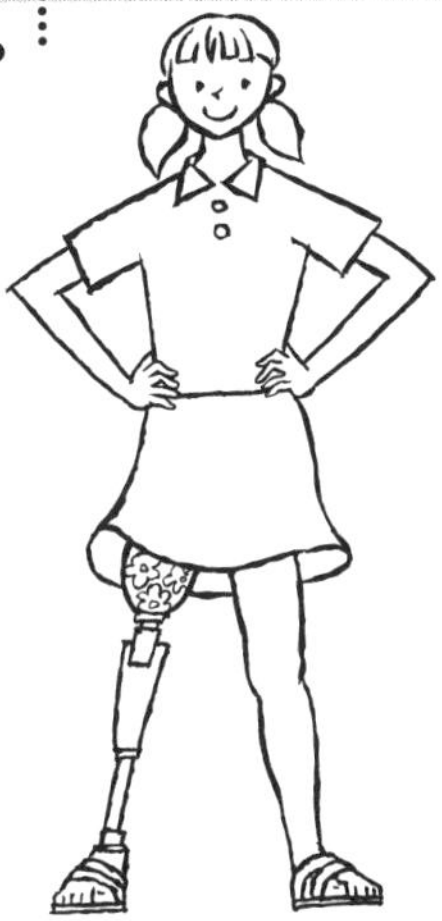

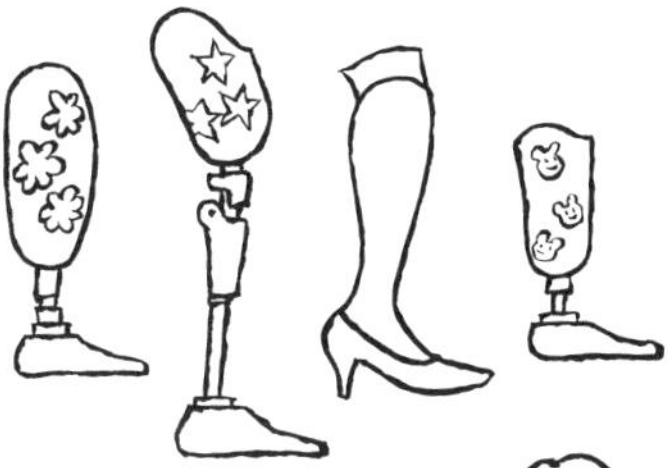

7

ソケットにもようをつけたり、自然な足に見えるようにカバーをとりつけたりして、完成。できた義足は、2〜3年で交換《こうかん》が必要になる。子どもの場合は、成長に合わせて何度も作りなおすことになる。

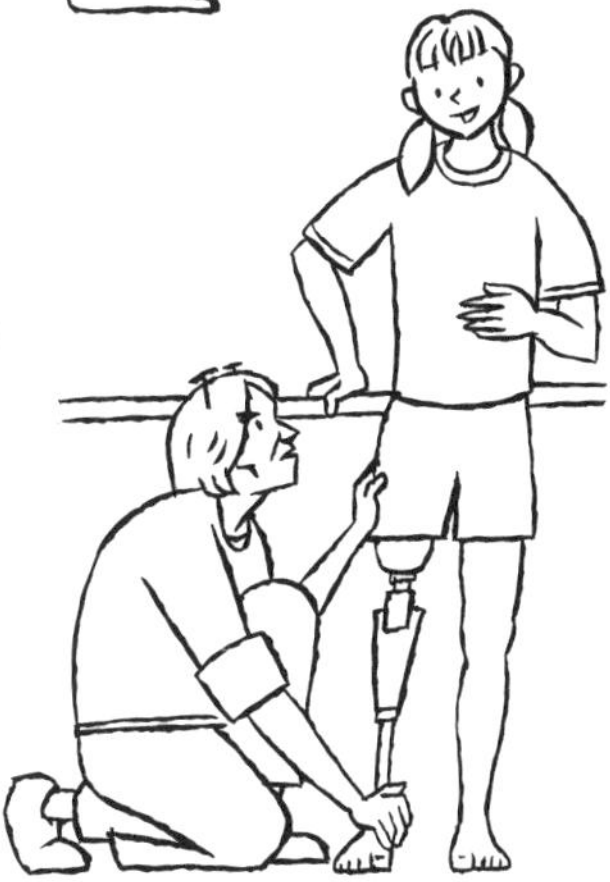

6

組みたてた義足を、実際《じっさい》にはいてもらいながら、調整していく。

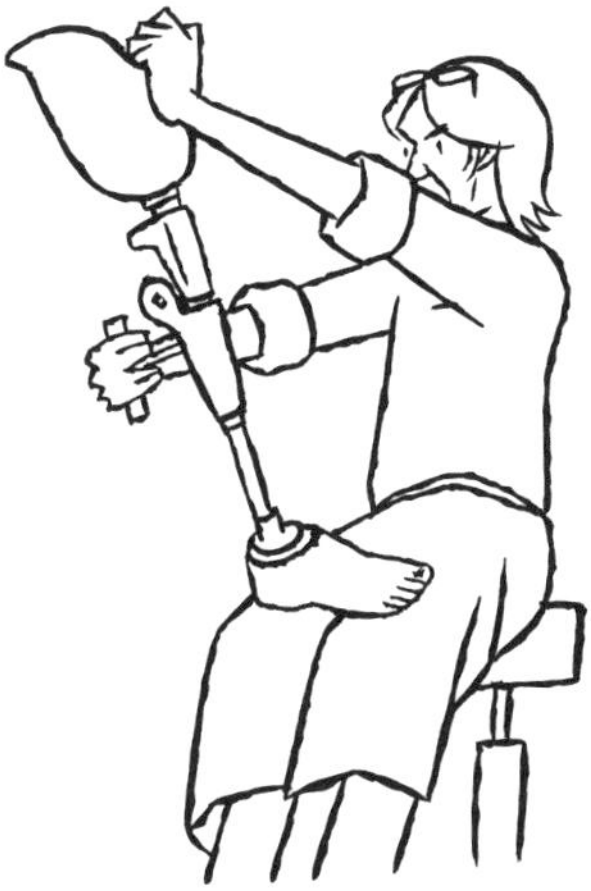

5

ソケットに、足部《そくぶ》など必要な部品を組みあわせる。

時間も手間もとてもかかるけれど、どうすればもっと早く、もっとぴったり合う義足《ぎそく》が作れるのかを考えていると、時間があっというまにすぎていきますし、楽しくもあります。

足をうしなった人の気持ち

ぼくら義肢装具士《ぎしそうぐし》の仕事は義足づくりです。しかも、使う人がよろこんでくれる義足を作ることです。

では、よろこんでもらえる義足とは、どんな義足のことでしょう？

みなさん、ちょっと想像《そうぞう》してみてください。

もし自分の足が事故《じこ》や病気でなくなってしまったとしたら、いったいどんな気持ちになるでしょう？

指をちょっとケガしたぐらいでも痛《いた》いのだから、足を切ったらもっともっと痛《いた》いでしょう。それに、とても不安な気持ちになると思います。

「まわりの人から、どう見られるだろう」

そんなことも、気になりますよね。

足の切断手術《せつだんしゅじゅつ》をしたばかりの人は、病院のベッドで痛みとたたかいながら、

「なぜ、こんなことになっちゃったんだろう」

「これからいったい、どうやって生きていけばいいんだろう」

「どうして自分だけ、こんな目にあわなきゃいけないんだろう」

と、深い悲しみにくれます。

病院を退院《たいいん》しても、もとどおりの生活には戻《もど》れないと考え、絶望《ぜつぼう》して、「死んでしまいたい」と思うことだってあるといいます。

こみあげる悲しみ。味わったことのない不安。どうにもならないいらだち。

それらがぐちゃぐちゃにまざった気持ちは、健康なぼくらには、想像《そうぞう》もできません。

がんを乗りこえパラリンピックへ

ぼくが作った義足《ぎそく》をはいている谷《たに》（旧姓佐藤《きゅうせいさとう》）真海《まみ》さんも、絶望《ぜつぼう》から立ちあがった人のひとりです。

真海さんは、陸上競技《りくじょうきょうぎ》の走り幅《はば》とびの選手で、アテネ大会、北京《ペキン》大会、ロンドン大会と、パラリンピックに三回も出場しているトップアスリートです。二〇二〇年のオリンピック・パラリンピックを開く都市を決める大事な会議の場で、選手を代表してプレゼンテーションもしました。そのようすは、アルゼンチンのブエノスアイレスから、テレビで世界中に放送されたので、みなさんのなかにも見た人がいるのではないでしょうか。

真海さんは早稲田大学《わせだだいがく》に通っていた大学三年生のとき、骨肉腫《こつにくしゅ》というがんで右足をひざ下から切断《せつだん》しました。

もともと体を動かすのが大好きで、小さいころからスイミングスクールに通ったり、大学ではチアリーダーとして活躍《かつやく》したり、とにかく活発だったといいます。そんな彼女《かのじょ》が足をうしなうというのは、本人にとっても家族にとっても、あまりにもつらいできごとでした。

「足を切断《せつだん》したときは、ショックと不安で、家にとじこもっていました」

と当時をふりかえる真海《まみ》さん。

がんを小さくするための抗《こう》がん剤治療《ざいちりょう》で、髪《かみ》の毛が抜《ぬ》けてしまったのも、つらかったといいます。義足《ぎそく》を作るためにぼくのところへやってきたときも、かつらをつけていました。

がんを経験《けいけん》した人には、足をうしなった悲しみのほかに、「転移《てんい》のおそれ」という、もうひとつのたたかいがあります。悪いところを手術《しゅじゅつ》でとりのぞいても、目に見えないがん細胞《さいぼう》が残っていて、体のほかの場所へ移《うつ》ることがあるのです。もし転移して、がんが広がると、命をうしなうこともあります。

そのころの真海《まみ》さんは、人前では明るくふるまっていたものの、じつはとてつもなく大きな不安とたたかっていました。

痛《いた》みや不安によりそう

真海さんにかぎらず、がんで足を切断《せつだん》した人は、つねに命の問題と向きあっています。だから、義肢装具士《ぎしそうぐし》のぼくらも、患者《かんじゃ》さんと接《せっ》するときは言葉や態《たい》度《ど》に気をつけるようにしています。

しかし、あまり気をつかいすぎても不自然で、そのへんのさじかげんがとてもむずかしいところ。これぞ、長年の経験《けいけん》がものをいう部分でもあります。

たとえば、若《わか》い義肢装具士には、患者さんの前で「がん」という言葉を使わないようにする人がいます。でもぼくは、あえて口に出すようにしています。病名を何度も耳にすることで、患者さん自身がその病名になれてくるのです。

コラム4

いろいろな切断《せつだん》の理由

手や足の切断の理由には、糖尿病《とうにょうびょう》などの病気によって、血がいきわたらなくなってしまう末梢循環障《まっしょうじゅんかんしょう》がい、事故《じこ》による外傷《がいしょう》、がんなどの悪性腫《あくせいしゅ》よう、感染症《かんせんしょう》、生まれつき手足がない先天性障がいなどがあり、それぞれに困難《こんなん》があります。

たとえば、事故や感染症は切断を決めるまでの時間がとても短く、ある日とつぜん手足をうしなうつらさに直面します。それに、医者と義肢装具士《ぎしそうぐし》のコミュニケーションもじゅうぶんにとれていないことが多いので、義足で足が痛《いた》み、最悪の場合、再手術《さいしゅじゅつ》をしなければならないこともあります。

がんなどの病気の場合は、苦しい治療《ちりょう》や、再発《さいはつ》の不安とたたかいながら、生きていかなくてはなりません。

心にそうした傷《きず》を持った人が、それでも強く、前むきに生きていけるように……義肢装具士は、義足を作るだけではなく、はく人の心を支《ささ》える仕事だといえるかもしれません。

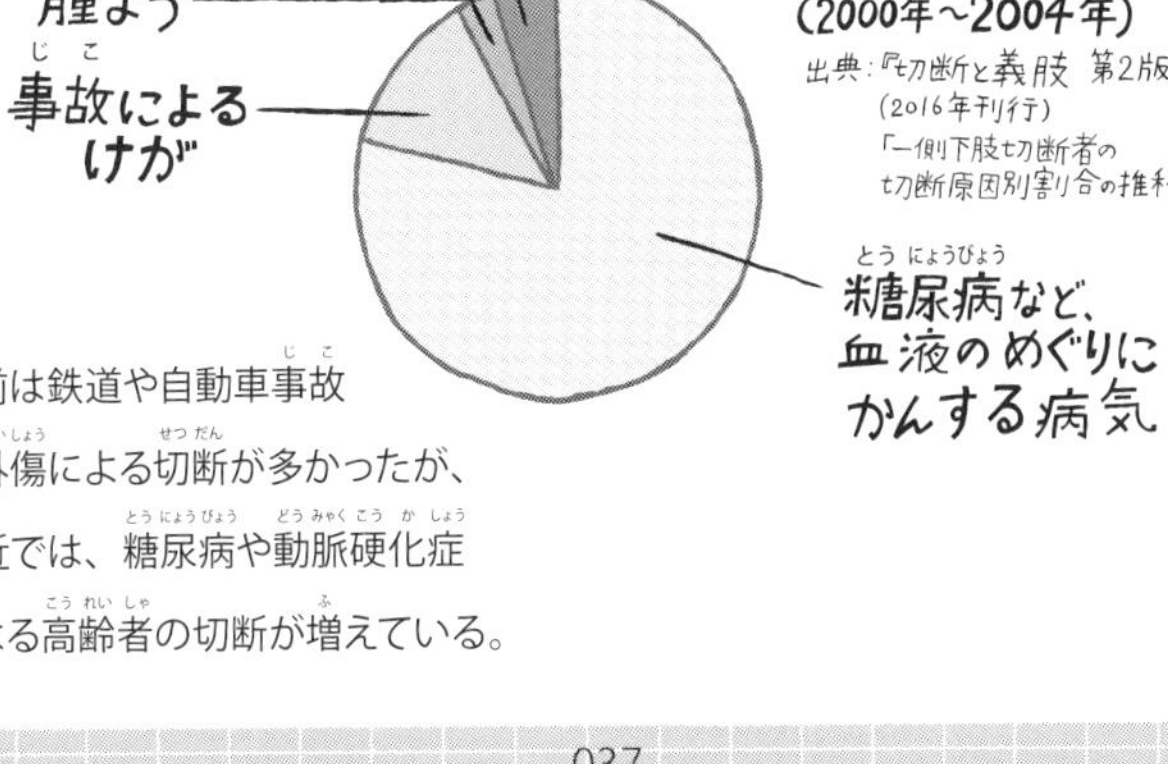

切断原因《せつだんげんいん》の割合
(2000年~2004年)
出典:『切断と義肢 第2版』
(2016年刊行)
「一側下肢切断者の切断原因別割合の推移」より

以前は鉄道や自動車事故《じこ》の外傷《がいしょう》による切断《せつだん》が多かったが、最近では、糖尿病《とうにょうびょう》や動脈硬化症《どうみゃくこうかしょう》による高齢者《こうれいしゃ》の切断が増《ふ》えている。

すると、患者《かんじゃ》さんも、病気のことについて自分から話せるようになります。病気のつらさや不安について、ふつうに話すことができる雰囲気《ふんいき》を作ってあげたいからこそ、わざと、なんでもないことのように病気の名前をいうのです。

ただし、いつでもなんでも口に出すわけではありません。患者さんの気持ちがどんな状態《じょうたい》か、慎重《しんちょう》にさぐらないと、患者さんの心を傷《きず》つけてしまうことがあるからです。

ぼくにも、真海《まみ》さんに会ったばかりのころ、「しまった!」と思ったことがあります。真海さんが、かつらをつけていることを忘《わす》れて、うっかり、「きれいな髪《かみ》だね」と言ってしまったのです。

それぐらい自然に見える、きれいな髪でした。

深い意味はなく、ほめたつもりでしたが、自分の髪が抜《ぬ》けてしまったとまでいのなかで言われたら、悲しい気持ちになるでしょう。

それでも真海さんは、いつもとかわらないすてきな笑顔《えがお》でいてくれて、ぼくは救われました。

こんなふうに、何気《なにげ》ないひとことが人を傷《きず》つけてしまうこともあります。ぼくたち義足《ぎそく》づくりにかかわる者は、患者《かんじゃ》さんがどんな病気や事故《じこ》で足をなくしたのか、手術後《しゅじゅつご》の傷はどれぐらいなのかをいつも頭に入れ、傷の痛《いた》みにも、心の痛みにも、しっかりよりそうことが大事なのです。

「できません」は口にしない

患者さんとは、足のことだけを話すわけではありません。患者さんが好きなもの、たとえば、まんがや映画《えいが》、サッカーの話もします。家族のことや友だちの話もします。とにかく、内容《ないよう》はいろいろで、できるだけ楽しい話をするように心がけています。そうやって、たくさん会話をしているうちに、患者さんのふさいだ心が、だんだんとやわらいでくるのがわかります。

「義足《ぎそく》を使えば、なんとかもとの生活に戻《もど》れるかもしれない」

「また学校へいったり、会社へいったりできるかもしれない」

少し元気が出てくると、そんなふうに考えられるようになっていきます。

その瞬間《しゅんかん》が、チャンスです。

「ぼくが義足を作った患者《かんじゃ》さんのなかには、スポーツをしたり、旅行をしたりしている人がいますよ」

と、さりげなく言ってみるんです。すると、それまで、退院後《たいいんご》の生活についてひとことも話さなかった人が、

「そんなこともできるんだ。もしかしたら自分にもできるかもしれない！」

と、ぐっと前のめりになってきます。

そこまできたら、しめたもの。ぼくは、その人がこれから、なにをしたいのか、なにができなくて悲しいのかを、じっくり聞きだします。

どんなにむずかしい注文がきても、ぼくは「無理です」とか「できません」

とは、けっして言いません。聞いた瞬間《しゅんかん》から、どうすればその人の願いをかなえられるかを、必死に考えはじめるのです。だから、その後の話を全然聞いていなくて、怒《おこ》られることもあります。

頭のなかでむずかしいかな、と思っても、実際《じっさい》に手を動かしてみると、思いもよらないアイデアが浮《う》かんだり、ヒントが見つかったりします。

「なにごともやってみなけりゃ、わからない」

それが、義足《ぎそく》に対するぼくの考えです。

そうやってできあがった義足で、楽しそうにすごしている患者《かんじゃ》さんの姿《すがた》をみたら、がんばってよかった、と、とてもうれしくなります。

この仕事をやっていてよかったと思う瞬間です。

谷《たに》 真海《まみ》さんのお話

「臼井《うすい》さんとであって救われました」

わたしが足をうしなったのは大学三年生のとき。骨肉腫《こつにくしゅ》というがんになって、右足をひざ下から切断《せつだん》しました。

そのときは「もうふつうに歩けない」と思って悲しかったし、病院に十か月も入院して、とてももとの生活に戻《もど》れる気がしませんでした。ようやく退院《たいいん》して、また大学へ通うようになっても、あまり人に会いたくないし話もしたくないと、落ちこんでいました。

そんなわたしが臼井さんにであったのは、大学四年生の春です。そのとき、わたしは東京都障害者総合《とうきょうとしょうがいしゃそうごう》スポーツセンターという施設《しせつ》で、水泳……………………………………

をしていました。それも楽しかったのですが、それまではいていた義足《ぎそく》は足に合わず、痛《いた》くて、まともに歩けなかったのです。そのことを思いきって施設《しせつ》の人に相談すると、同じ施設の陸上競技場《りくじょうきょうぎじょう》で練習会をしていた臼井《うすい》さんを、紹介《しょうかい》してもらえたのです。

大きな不安をかかえ、くじけそうだったこの時期に、わたしは臼井さんとであって、とても救われました。

臼井さんが作ってくれた義足は、それまで痛かったのがうそのように、歩くことができました。ストレスなく歩けるというだけで、こんなに気持ちが明るくなるのかと、自分でもおどろきました。

そのうえ、まさか、走れるようにもなるなんて！

はじめて臼井さんに会った日に、「ちょっと走ってみたら？」と言われたときは、とてもおどろきました。わたしは運動が好きで、そのときも水泳はやっていましたが、また走れるなんて、夢《ゆめ》にも思わなかったからです。

スポーツへの取りくみをつうじて、挑戦《ちょうせん》する気持ちをとりもどしてからは、毎日が楽しく、充実《じゅうじつ》しています。もうできないかなと思っていたスポーツでも、世界をめざし、三度のパラリンピックに出場することができました。私生活《しせいかつ》においても、結婚《けっこん》と出産をし、足をうしなったときには想像《そうぞう》もできなかったような笑顔《えがお》の毎日を送ることができています。

わたしは、走り幅《はば》とびを十年つづけて、パラリンピックにも出場しました。いまは、走り幅とびではなく、トライアスロンという競技《きょうぎ》で、二〇二〇年の東京パラリンピック出場をめざしています。限界《げんかい》をこえるチャレンジを、これからもつづけていきます。

たとえ障《しょう》がいがあっても、夢《ゆめ》に挑戦することはできます。必要なのは一歩ふみだす勇気と、そのきっかけ。

臼井《うすい》さんの義足《ぎそく》は、まさにそのきっかけになってくれました。自分の足で走ることで自信と希望が生まれ、どんな夢《ゆめ》も、はじめからあきらめる必要なんてないということに気づかせてくれた臼井《うすい》さんには、本当に感謝《かんしゃ》しています。そしてこれからも、ともにたたかっていきたいです。

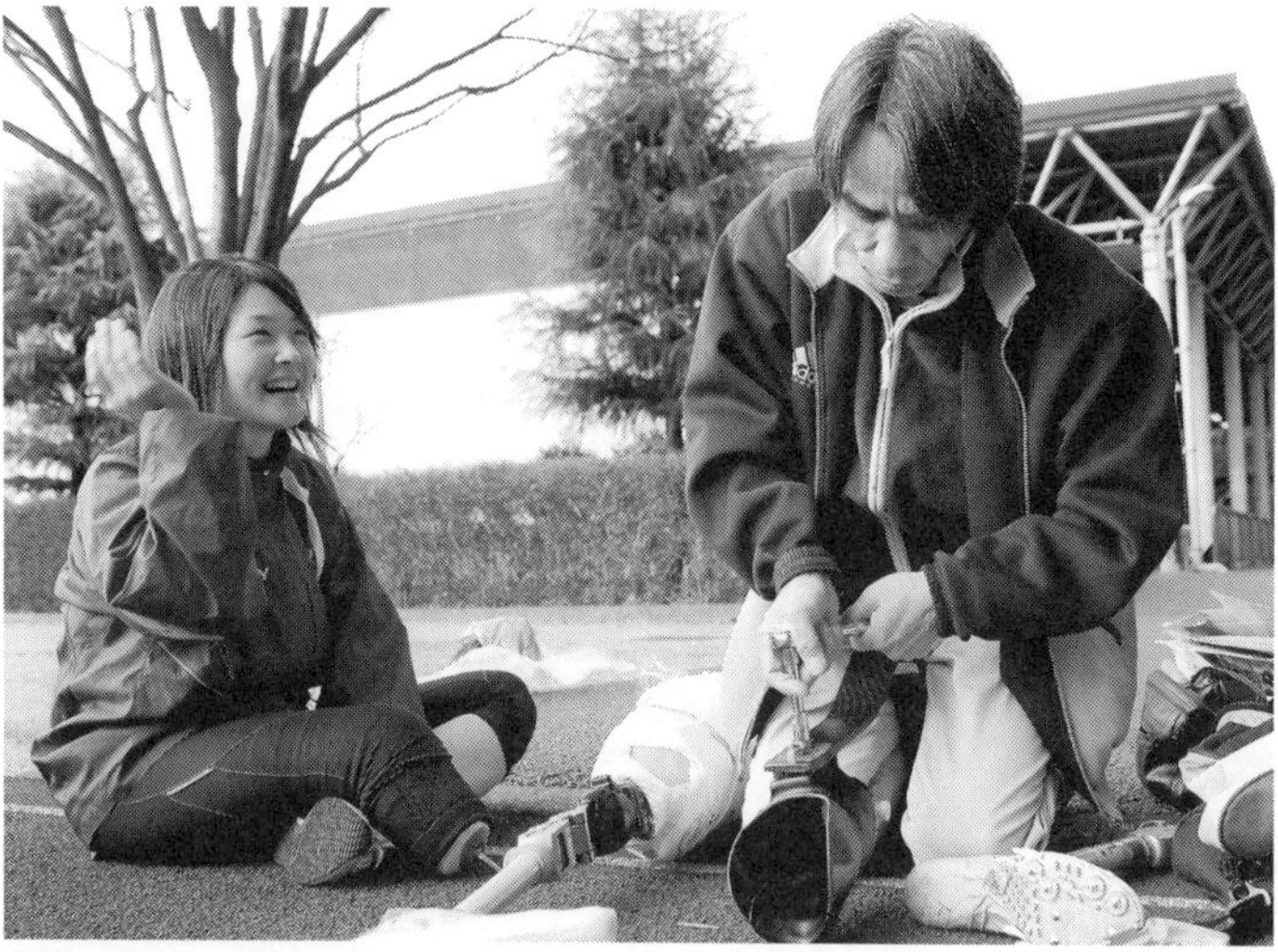

義足《ぎそく》の調整をする臼井《うすい》さんと、谷真海《たにまみ》さん。

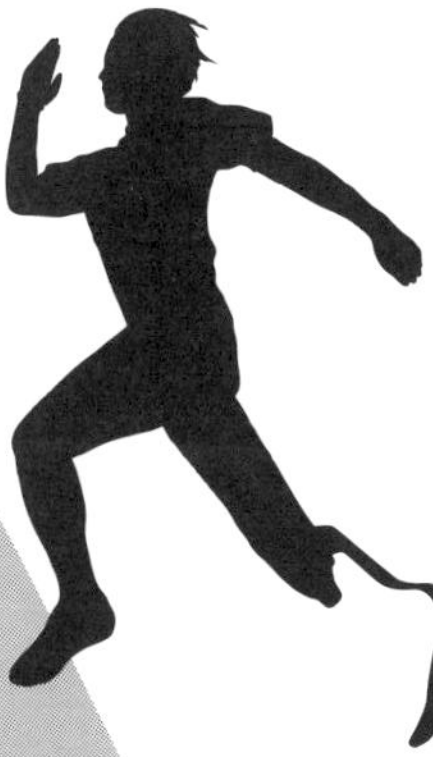

第二章

義《ぎ》足《そく》とのであい

臼井《うすい》さんは、どうしていまの仕事につき、
どんな思いで、スポーツ用義足《ぎそく》を
作るようになったのでしょうか。
臼井さんのこれまでの経験《けいけん》を、
たどってみましょう。

「一生の仕事」をさがして

「臼井《うすい》さんは、どうして義肢装具士《ぎしそうぐし》になったのですか?」と、よく聞かれます。

ぼくが義肢装具士になったのは、二十八歳《さい》のときでした。それまでは、やりたいことが見つからず、アルバイト先をてんてんとしていました。いまの時代でいう、フリーターです。

「いろんな人がはたらいている東京《とうきょう》なら、自分が本当にやりたい仕事を見つけられるかもしれない」

そう思って、高校を卒業後、生まれ育った群馬県《ぐんまけん》を出て、東京の大学に入学しました。でも、大学では、やりたいことがなかなか見つからず、勉強にも身が入らなくて、大学三年生のときに学校をやめてしまいました。

勉強をしないのに、親にお金を払ってもらって大学に通うよりも、早くはたらきはじめて、自分でお金をかせぎたいと思ったのです。

大学を中退《ちゅうたい》して、最初にやったアルバイトは、ビルのガードマンでした。それから、洋服を売る仕事や音楽のコンサートスタッフ、トラックの運転手もやりました。

どの仕事も、「この仕事を一生の仕事にしよう」と思えるものではなかったけれど、年齢《ねんれい》も性格《せいかく》も全然ちがう人といっしょにはたらけたおかげで、「世の中には、いろいろな仕事があるんだな」とか、「人それぞれ、考えかたはちがうんだな」ということを知りました。その経験《けいけん》のおかげで、ぼくは、どんな人とでもコミュニケーションをとれるコツをおぼえたようです。

ぼくはもともと、はたらくのがきらいではありません。ぼくの家は農家で、子どものころから手伝いをしていて、「仕事」はいつも身近にあるものでした。

春休みや夏休みには、田植えやいねかりを手伝いましたし、家畜《かちく》として飼《か》っていたブタやニワトリには、毎朝エサをやってから学校へいき、帰ってくると小屋そうじをやっていました。

そのときは、「めんどうだな」とか「友だちと遊びたいな」と思うこともあったけれど、大人《おとな》になってみると、あたえられた仕事に責任《せきにん》を持つことの大切さを教えてもらったと思えます。このことは親に感謝《かんしゃ》しています。

高橋先生《たかはしせんせい》の義足《ぎそく》の思い出

「一生懸命《いっしょうけんめい》はたらいていれば、いつかやりたいことが見つかるだろう」

そう思いながらアルバイト生活をつづけていましたが、大学をやめて五年間、「本当にやりたいこと」にであえずにいました。

この先、ぼくは、どうなってしまうのだろう?

そう思うと不安で、なんだかふわふわさまよっているような感じがしました。

そんなぼくに、アルバイト生活から抜《ぬ》けだすチャンスがおとずれました。二十八歳《さい》のとき、結婚《けっこん》したい人があらわれたのです。それが、いまの妻《つま》です。

「結婚して家庭を持つなら、ちゃんと会社に入って、お給料をかせがなくちゃ。よし、それなら手に職《しょく》をつけよう」

そう考えたぼくは、職業訓練校に入ることを思いつきました。職業訓練校とは、特殊《とくしゅ》な技術《ぎじゅつ》を身につけ、それをいかして仕事につくための学校です。車の整備《せいび》、電気工事、洋服づくりなど、いくつかの分野のなかから、興味《きょうみ》のあるコースを選べます。

それらの案内を見ているとき、「義肢科《ぎしか》」というコースが目にとびこんできました。その文字を見た瞬間《しゅんかん》、小学六年生の記憶《きおく》がよみがえりました。

「義肢って、高橋先生《たかはしせんせい》がはいていた義足のことだよな」

思いだしたのは、高橋浩子《ひろこ》先生というクラス担任《たんにん》のことでした。高橋先生は大学を卒業したばかりの、若《わか》くて、明るくて、やさしい先生でした。クラスメイトから、とても人気があって、高橋先生にあこがれていた男子は多かったと思います。じつは、ぼくもそのひとりでした。

その高橋先生《たかはしせんせい》が、六年生の夏休みが終わって二学期がはじまっても、学校に来ませんでした。どうやら病気で入院しているようでした。

十月になって、高橋先生が学校に来ると、ぼくもクラスのみんなもほっとしました。でも、先生のようすは、前とは少しちがって見えました。左足を引きずるようにして歩いていたのです。

「先生、こっちの足が義足《ぎそく》になっちゃいました」

高橋先生は、ぼくら児童に、骨肉腫《こつにくしゅ》と呼《よ》ばれるがんのうち、巨細胞腫《きょさいぼうしゅ》という病気で、太ももから下を切断《せつだん》したのだと教えてくれました。

「巨細胞腫ってなんだろう？　義足なんて、聞いたことない言葉だぞ」

病気のことも、義足のことも知らないぼくは、高橋先生の話を聞いても、よく意味がわかりませんでした。

ある日、高橋先生がズボンのうえから義足をさわらせてくれたことがありました。おそるおそる先生の左足にふれると、機械のように固くて、人の足とはまるでちがう感触《かんしょく》でした。それは、とてもショックなできごとで、まだ子どもだったぼくの胸《むね》に、強烈《きょうれつ》に残りました。

鉄道弘済会《てつどうこうさいかい》をたずねる

職業訓練校《しょくぎょうくんれんこう》の案内を見て高橋先生《たかはしせんせい》のことを思いだしたぼくは、さっそく義肢《ぎし》科《か》をたずねました。授業《じゅぎょう》ではなにを学び、どんな技術《ぎじゅつ》を身につけ、就職先《しゅうしょくさき》にはどんな会社があるかを、担当《たんとう》の先生からくわしく聞くと、どんどん興味《きょうみ》がわいてきました。そして、その場で入学を決めました。

学校がはじまる四月までは、まだ少し日があったので、ぼくは実際《じっさい》の義足づくりを見てみようと思いました。

いまとはちがって、当時はインターネットなどない時代でしたから、ぶあつい電話帳を開いて、義足《ぎそく》の会社をさがしだし、直接《ちょくせつ》、電話をかけました。

電話に出てくれた人はとても親切で、ぼくの話をひととおり聞いたあと、

「うちは小さい会社だから、もっと大きなところへ行くといいよ」

と、近くにある別の会社を紹介《しょうかい》してくれました。

それがいま、ぼくのはたらいている鉄道弘済会《てつどうこうさいかい》です。現在《げんざい》は、鉄道弘済会義《てつどうこうさいかいぎ》肢装具《しそうぐ》サポートセンターという名前ですが、以前は「東京身体障害者福祉《とうきょうしんたいしょうがいしゃふくし》センター」という名前がついていて、東京の東中野駅《ひがしなかのえき》のそばにありました。

当時の鉄道弘済会には、二十人ぐらいの義肢装具士がはたらいていて、そのほとんどが手や足のない人でした。

見学の最中、ある義肢装具士のおじさんから、「きみは足があるんだね」と声をかけられ、ちょっとびっくりしたのをおぼえています。

ぼくが「はい」とこたえると、「それなら、もっと別の仕事があるだろう」と言われました。

あとになって知ったことですが、鉄道弘済会《てつどうこうさいかい》はもともと国鉄《こくてつ》（いまのＪＲ《ジェイアール》）が、鉄道事故《てつどうじこ》で手足をなくした職員《しょくいん》のために作った会社でした。だから、そのおじさんは、手も足もあるぼくが、なぜ義肢装具士《ぎしそうぐし》になろうとしているのか、ふしぎに思ったようです。

義肢装具士は、いまでこそ国家資格《こっかしかく》となり、全国にある十一の大学や専門学校《せんもんがっこう》で勉強をして、国家試験に合格しなければ、なれない職業です。最近は、若《わか》い人や女性《じょせい》にも、なりたいという人が増《ふ》えて、昔とはだいぶ事情《じじょう》がかわってきました。

でも、あのころはまだ、義肢装具士になりたいという人は、とても少なかったのです。

コラム5

義肢装具士《ぎしそうぐし》になるには

義肢装具士になるためには、国家資格《こっかしかく》（特定の技能《ぎのう》を認《みと》めるなどのために国がおこなう試験に、合格して得られる資格）が必要です。試験は、1年に1回おこなわれます。

試験を受けるためには、高校を卒業したあと、専門学校《せんもんがっこう》や大学などで、必要な科目を決まった期間、学ぶ必要があります。

2016年現在《げんざい》、全国に5つの大学と6つの専門学校があります。義肢装具について学んだうえで、国家試験を受け、ぶじに資格をとれたら、ようやく就職活動《しゅうしょくかつどう》がはじまります。

医学的な知識《ちしき》と、ものを作る技術《ぎじゅつ》、そして機械のしくみを理解《りかい》する工学的な知識も必要になります。手先が器用であることのほかに、毎日さまざまな知識を吸収《きゅうしゅう》するために勉強しつづけることが必要なのです。

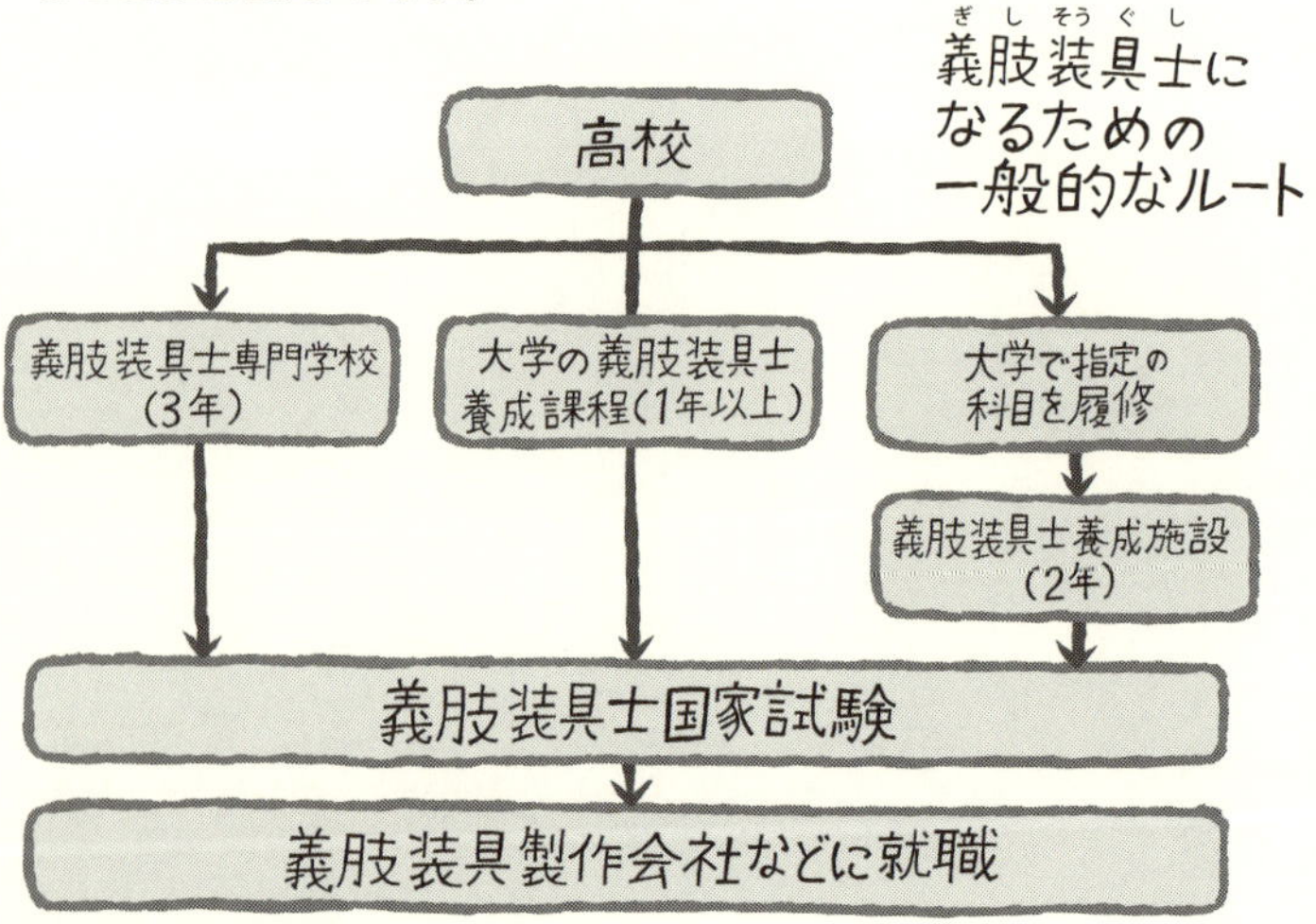

思いがけないチャンス

つぎの日も、ぼくは鉄道弘済会《てつどうこうさいかい》に見学にいきました。すると、課長さんから、「うちではたらかないか」と声をかけられました。急にやめる人が出たので、かわりの人が必要ということでした。

ぼくで役に立てるのかなと思いましたが、見習いからはじめて、半年したら正社員にしてくれるというので、これはチャンスだと思いました。職業訓練校《しょくぎょうくんれんこう》に入るより、実際《じっさい》にはたらいたほうが早く仕事をおぼえられるし、お給料ももらえて一石二鳥だからです。

ぼくは、鉄道弘済会ではたらくことに決めました。

入学するつもりだった職業訓練校のことが気にかかりましたが、学校には会社から事情《じじょう》を話してくれたので、学校も納得《なっとく》してくれました。

こうして、長年フリーターだったぼくは、生まれてはじめて会社員となり、いきなり義足《ぎそく》づくりをすることになったのです。

義肢装具士《ぎしそうぐし》への第一歩

ぼくにあたえられた最初の仕事は、「仕上げ」とよばれる、義足づくりの最後のステップでした。

義足づくりには、いくつかのステップ（30〜31ページ参照）があり、一番おぼえやすい作業が仕上げです。そこからひとつずつ、別の作業をおぼえていくのです。仕事のやりかたは、ほとんど教えてもらえません。まずは、先輩《せんぱい》のやりかたをまねしてみて、わからないことがあれば聞くというスタンスです。

ぼくは、先輩に質問《しつもん》するとき、できるだけたくさんの人に聞くようにしました。義肢装具士は人によって少しずつちがうやりかたを持っているので、いろいろな方法をおぼえられると思ったのです。たくさんの方法を知っていれば、将来《しょうらい》、すべての作業をまかされたとき、どんな患者《かんじゃ》さんの注文にもこたえられると考えました。

それに、知らないことを知るのは、とてもおもしろいものです。

「そんなやりかたがあるのか」「あんなふうにすればいいんだ」と、毎日、発見の連続でした。

くやしい思いがバネになる

とにかく早く仕事をおぼえたかったぼくは、朝一番に会社へいって、夜はおそくまではたらきました。また、ほかの人がやりたがらない仕事を率先《そっせん》してやるようにして、どんな小さなことでもおぼえようとしました。

ひとりで義足《ぎそく》づくりをまかされるようになってからも、若《わか》いうちは、思いどおりにいかないことがたくさんありました。

患者《かんじゃ》さんから、「おまえみたいな若《わか》ぞうに、おれの大事な義足《ぎそく》はまかせられない」と言われ、先輩《せんぱい》に担当《たんとう》をかわってもらったこともあります。そのときは、とてもくやしい思いをしました。でも、若い義肢装具士《ぎしそうぐし》なら、ほとんどの人が経験《けいけん》することだし、患者さんが自分の体を支《ささ》える義足を、経験をつんだ人に作ってもらいたいと思うのは、あたりまえのことです。

ぼくは、そのくやしさをバネに、「若い」というだけで不安にさせることがないよう、一生懸命《いっしょうけんめい》はたらきました。技術《ぎじゅつ》を身につけるだけでなく、年配の患者さんともいろんな話をして、少しずつ信頼《しんらい》関係をきずいていきました。それには、たくさんやったアルバイトの経験がいきました。ぼくは、どんな経験も、むだになることはないんだと、自信を持つことができました。

義足装具士の世界で一人前になるには、十年かかるといわれています。その間、いろんな技術を身につけ、人に信頼されるようになるまでは、だれもが似《に》たようなくやしさを味わいます。そして、みんな、それをバネにして、成長していくのです。

逃《に》げたい気持ちをこらえながら

義肢装具士《ぎしそうぐし》は、ただ義足を作るだけでなく、患者《かんじゃ》さんの心とも向きあわなくてはなりません。体に障《しょう》がいをかかえた人には、本当にたくさんの悩《なや》みがあって、悩みのかたまりみたいだなと感じるときがあります。

ぼくら義肢装具士は、そうした心のおもしを少しでも軽くしてあげたいという思いで義足を作っています。でもそれは、けっして簡単《かんたん》ではありません。ぼくみたいに、手足のそろっている人間は、

「障がいのある人の気持ちを、本当に理解《りかい》できるだろうか」

と、不安に思うし、障がいのある人もまた、

「ちゃんと足がある人に、自分たちの思いはわかってもらえない」

と、思うことがあるからです。ぼくは、この心のすれちがいをうめるには、時間をかけて信頼関係《しんらいかんけい》をむすぶしかないと思っています。

義肢装具士《ぎしそうぐし》は義足を作った患者《かんじゃ》さんのパートナーとして、ずっと患者さんとつきあっていきます。患者さんによっては、なかなか納得《なっとく》してくれない人もいるし、気むずかしい人もいて、コミュニケーションがとりづらいと思うときもあります。どれだけていねいに調整しても、なかなかオーケーを出してくれず、その患者さんから逃《に》げたくなることだってあります。

でも、そこで逃げてはダメ。そのときこそ、患者さんのかかえる悩《なや》みを想像《そうぞう》するのです。患者さんも、いじわるをしたくて言っているわけではありません。

「思うように動けなくて、イライラしているんだろうな」

「痛《いた》みをうまく口に出して表現《ひょうげん》できず、困《こま》っているんだろうな」

と、ちょっとだけ冷静に考えると、その患者さんに一歩近づくことができます。

もうちょっとつきあって、気持ちよく生活できる義足《ぎそく》を作っていこうと思えるのです。

そうやって、逃《に》げたい気持ちをぐっとこらえながら、自分にできる精一杯《せいいっぱい》のことをやっていると、患者《かんじゃ》さんにも気持ちが伝わり、信頼関係《しんらいかんけい》ができてきます。

とても精神力《せいしんりょく》を使いますが、どんな仕事でもつらいときはあるし、相手のことを考えるのが大切だという部分は同じだと、ぼくは思っています。

患者さんのとつぜんの死

ぼくは、もう三十年以上も義肢装具士《ぎしそうぐし》をやっていますが、この仕事をやめたいと思ったことは一度もありません。

もちろん失敗することもあるし、たいへんな思いをすることもあるけれど、目の前の仕事を一生懸命《いっしょうけんめい》やっていれば、たいていのことはなんとかなっていき

ます。また、どんなにむずかしい注文がきても、

「たくさん足があるムカデだったらたいへんだけど、人の足は二本しかないから、なんとかなる」

と考えるようにしています。すると、ちょっぴり気持ちが楽になります。

そんな楽天家のぼくにも、ひとつだけ、どうしてもつらいことがあります。それは、患者《かんじゃ》さんの死です。義足《ぎそく》を作っている最中に病気で亡《な》くなる人が、ときどきいるのです。

いまでも忘《わす》れられないのは、中学三年生の女の子のこと。その患者さんとは、ぼくが義肢装具士《ぎしそうぐし》になりたてのころにであいました。

彼女《かのじょ》は悪性《あくせい》のがんで足を切断《せつだん》していましたが、そのあと、体のほかのところにがんが転移《てんい》し、義足をはく前に亡くなってしまったのです。

「人は、とつぜん死んでしまうんだな……」

ぼくはショックで、ショックで。人の死を前に、自分にできることはなにも

ない、ということに落ちこみました。

でも、ぼくが落ちこんでいる間にも、鉄道弘済会《てつどうこうさいかい》には、希望と期待を持って義足《ぎそく》を作りにくる人が、おおぜいいます。そうした一人ひとりの患者《かんじゃ》さんと向きあっていると、落ちこんでばかりもいられない、と思うようになりました。

「人の死はとめられない。でも義肢装具士《ぎしそうぐし》にできることだってあるはずだ」

彼女《かのじょ》の死に直面したときから、ぼくは、義肢装具士としての自分にできることはなんだろう、と考えるようになりました。

スポーツ義足に夢中《むちゅう》になる

義肢装具士が、義足の人のためにできることって、なんだろう？

義足には、どんな可能性《かのうせい》があるだろう？

ぼくは、そんなことをばくぜんと考えるようになりました。そして、そのころから、義足《ぎそく》の人が家にとじこもっている状況《じょうきょう》をかえられないか、と思うようになったのです。新婚旅行《しんこんりょこう》でいったハワイで、スポーツ義足にであったのは、このころでした。

「せっかくハワイまで来たのだから、外国の義足づくりも見ておこう」

という軽い気持ちで義足の工場をたずね、アヒルの足のような義足とであったことは、もうお話ししましたね。フレックスフット社の「ウォークⅡ《ツー》」という義足の足部《そくぶ》でした。アメリカでも発売されたばかりで、日本で手に入れるのはむずかしかったけれど、ぼくがめざす義足づくりのヒントがある気がして、一気に夢中《むちゅう》になりました。

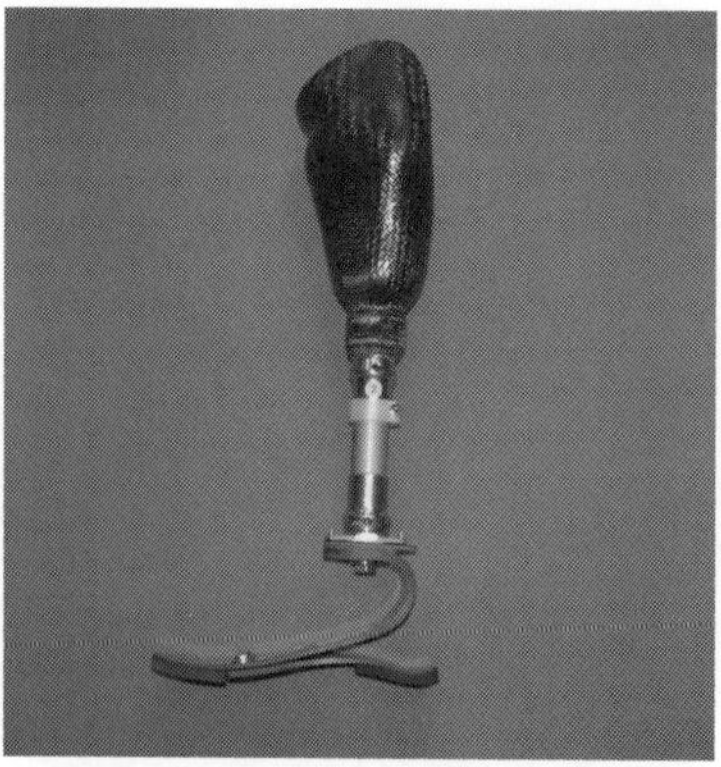
「ウォークⅡ《ツー》」（写真提供《しゃしんていきょう》：臼井二美男《うすいふみお》）

義足《ぎそく》で全力疾走《ぜんりょくしっそう》する女性《じょせい》

ハワイから帰国したぼくには、もうひとつのであいが待っていました。

ある日、千葉県《ちばけん》がんセンターへ仕事にいくと、ドクターが、大腿義足《だいたいぎそく》で全力疾走するアメリカ人のビデオを見せてくれたのです。

その走りは、大腿義足とは思えないほどなめらかでした。太ももからはく大腿義足は、ひざ下の下腿義足《かたいぎそく》よりも、はきこなすのがむずかしいのに、すごいなと感心しました。

その人の名前は、サラ・レイナートセン。有名な義足のランナーで、走るだけでなく、泳いで、自転車にも乗るトライアスロンでも活躍《かつやく》していました。

ぼくも雑誌《ざっし》では、義足で山のぼりや水上スキーをする人を見たことがありましたが、動いている映像《えいぞう》を見たのははじめて。テレビ画面にうつるサラ選手のいきいきとした姿《すがた》を見て、「ああ、日本人もこうなればいいのに」と、心の底から思いました。希望の光を見た気がしたのです。

もしも足をうしなったとしても、義足《ぎそく》でスポーツができたら、人生がどれだけゆたかになることでしょう。勉強や仕事も大事だけれど、ほかに楽しみがあったら、義足の生活はまるでちがうものになるはずです。

このとき、ぼくのなかで、ずっともやもやしていた気持ちが、すっと具体的な目標になって、目の前にあらわれました。いつか自分の手で、走れる義足を作ってみたい。当時は夢《ゆめ》のようなことでしたが、それでも、ぼくの義肢装具士《ぎしそうぐし》としての人生が、前に進んだ瞬間《しゅんかん》でした。

走れる義足づくりへの挑戦《ちょうせん》

サラ選手の存在《そんざい》を知って六年ほど経《た》ったころ、日本にもアメリカから走れる義足《ぎそく》の足部《そくぶ》がやってきました。それはハワイで見た、フレックスフット社の新《しん》製品《せいひん》でした。

「ついにこの日が来たのか」と、ぼくはとてもうれしくなりました。

このころになると、ぼくの義足づくりのうでもだいぶ上達していたので、走れる義足づくりがしたいと、会社にお願いすることができました。

ぼくは、もし走れる義足ができたら、足をうしなった人たちにチャレンジする楽しみができること、走れるようになったら自信がつき、前むきに生きられるようになることを、会社に懸命《けんめい》に説明しました。すると会社も、本当に義足の人のためになるならやってみようと、ぼくの話に賛成《さんせい》してくれて、新たな義足づくりのための研究費を用意してくれることになったのです。

このとき、ぼくの挑戦《ちょうせん》を後押《あとお》ししてくれた会社には、本当に感謝《かんしゃ》しています。

あえてむずかしい目標を

こうして、ぼくの夢《ゆめ》だった走れる義足《ぎそく》づくりが、いよいよスタートしました。

ぼくは、会社が用意してくれた研究費で、さっそくフレックスフット社の足《そく》部《ぶ》をふたつと、「ひざつぎ手《て》」（14ページ参照）と呼《よ》ばれる、ひざの部品をふたつ買いました。

作るのは、太ももからはく大腿義足《だいたいぎそく》です。大腿義足は、ひざ下の下腿義足《かたいぎそく》とくらべて、走るのも、作るのもむずかしいけれど、逆《ぎゃく》にいえば、大腿義足をうまく作れれば、下腿義足も作れるということです。そこで、ぼくは、あえてむずかしい大腿義足にチャレンジしました。

それに、ぼくの頭のなかには、あのビデオで見たサラ選手の走りのイメージがありました。だから、めざすのはやはり、大腿義足で走るランナーの姿《すがた》だったのです。

ポイントは、ひざつぎ手《て》。走るのは歩くときよりも、ひざの動きがスムーズでないと、走るスピードに足がついていかず、つんのめって転んでしまいます。また、少しでも角度がよくないと、地面からの力がへんな方向に加わってしまい、ひざがカクッと折れて転んでしまうこともあります。これを「ひざ折れ」とよびます。ひざ折れは、大腿義足《だいたいぎそく》の人がもっともこわがるアクシデントのひとつで、スピードを出すと、大きなけがにつながることもあります。義足で走る、大きなかべのひとつなのです。

試作品第一号

走れる義足づくりは、日本ではじめてのことなので、身近にお手本はありません。参考になるのは、義足づくりが進んでいるアメリカやドイツの本だけでした。

ぼくは、本にのっている写真を、あなが開くほどながめました。写真は平面なので、どの角度からでも見える範囲《はんい》はかわらないのですが、それでも、横から見たり、斜《なな》めから見たりして、なんとか構造《こうぞう》を理解《りかい》しようと必死でした。教えてくれる人がいないなかで、少ない情報《じょうほう》をたよりに、それでも見よう見まねで研究を重ねていきました。

作業をするのは、いつも夜になってからでした。

ぼくの仕事は、あくまでも生活用の義足《ぎそく》づくりが中心。患者《かんじゃ》さんも、まずは生活ができないと、走ろうという気持ちになれるわけがありませんから、日中は生活用の義足づくりに専念《せんねん》し、走れる義足づくりは、それからとりかかることになりました。

毎日いそがしくはたらいたあと、夜おそくまで研究する毎日でしたが、それでもぼくは、いっこうに苦になりませんでした。それどころか、夢《ゆめ》に向かって挑戦《ちょうせん》していることが、楽しくて楽しくて、しかたがありません。ぼくは、走るための義足《ぎそく》づくりに夢中《むちゅう》になりました。

そして、作業をはじめて二か月ほどで、試作品第一号ができあがりました。自分では、なかなかのできだと思いましたが、実際《じっさい》に人がはいて走れるかどうかは、ためしてみなければ、わかりません。両足のそろったぼくが、自分ではいてみることはできませんから、実験に協力してくれそうな人を、鉄道弘済会《てつどうこうさいかい》の患者《かんじゃ》さんのなかからさがしました。

そして、柳下孝子《やぎしたたかこ》さんという、右足を太ももから切断《せつだん》している女性《じょせい》に協力をお願いすることにしました。

義足ランナー第一号

柳下さんは、四歳《さい》のときから義足をはいているので、義足のあつかいにはとてもなれていました。度胸《どきょう》もよくて、義足《ぎそく》で自転車に乗って鉄道弘済会《てつどうこうさいかい》にくるような女性《じょせい》でした。

柳下《やぎした》さんには、まず、サラ選手のビデオを見てもらいました。そして、

「どう？　走ってみない？」

と声をかけました。すると柳下さんは、

「やってみたい」

と、すぐにこたえてくれました。

こういうとき、女性はつくづく思いきりがいいと思います。

義足の人にとって、走るということは転ぶ可能性《かのうせい》が高いということ、そして、かれらにとって転ぶのは、本当にこわいことなのです。

もし転んだら、うまく受身をとれずに、けがをするかもしれないし、転ぶ場所によっては、そのあと、ひとりで起きあがるのだってたいへんです。立ちあがるのがたいへんだから、できるだけ座《すわ》らないようにする、という人も多いな

かで、その恐怖《きょうふ》をわかりながら、すぐに「走りたい」とこたえてくれた柳下《やぎした》さんは、いま思いだしても、かっこいいなあと思います。

柳下さんには、まず、ふだんはいている生活用の義足《ぎそく》で走ってもらうことにしました。すると柳下さんは、おどろくほどあっさり小走りに成功しました。ほんの三、四歩でしたけど、左足と右足を交互《こうご》に出して、ぽんぽんぽんと進んだのです。

手ごたえを感じたぼくらは、今度は、できたてほやほやの試作品をためすことにしました。

「ひざつぎ手《て》は、スムーズに動いてくれるだろうか」「万が一、ひざ折れして、転んだらどうしよう」

ぼくは、柳下さんのことが心配で、胸《むね》がどきどきしました。

でも、柳下さんは、最初よりもリラックスしたようすで、足を思いきり前にふりだして、ふたたびぽんぽんぽんと小走りしてみせたのです。

心配したひざつぎ手《て》も、足の動きにちゃんとついていっていました。

この成功は、柳下《やぎした》さんのおかげだと思っています。日本ではじめて作ったぼくの義足《ぎそく》を信じ、思いきって足を前にふりだす勇気がなければ、うまく走ることはできなかったでしょう。ぼくの第一歩をいっしょにふみだしてくれた柳下さんには、感謝《かんしゃ》の気持ちでいっぱいです。

「この調子で練習すれば、もっと走れるようになるかもしれないね」

と、ぼくたちは実験の成功をよろこびあいました。

このとき、必要な部品さえあれば、日本でも走るための義足が作れること、挑戦《ちょうせん》する気持ちがなければ、最初の一歩はふみだせないことを実感しました。

義足を使いこなすスポーツマン

柳下さんのあとは、やはり鉄道弘済会《てつどうこうさいかい》に通う四人の男女に、ぼくの作った義足をはいて走ってもらいました。そのなかに、石橋政昭《いしばしまさあき》さんという、とても運《うん》動神経《どうしんけい》のいい青年がいました。

石橋さんは十七歳《さい》のときに交通事故《こうつうじこ》にあい、左足をひざ上から切断《せつだん》していました。それでも片足《かたあし》でスキーを楽しむ、根っからのスポーツマンで、すでに義《ぎ》足《そく》で小走りに近い早歩きもしていました。

そんな石橋さんでも、ちゃんと走るとなると、「ひざ折れして、転ぶのがこわい」と言いました。ぼくは、石橋さんの恐怖心《きょうふしん》をなくすため、はじめは大またで歩いて、じょじょに早歩きにしていく練習を提案《ていあん》しました。すると、ものの一時間ほどで、体と足をつく場所のバランスや、足のどこの筋肉《きんにく》を使えばいいのかなど、すっかりコツをつかみました。さすがの運動神経です。まだスピードは出ないものの、五メートル、十メートルと走れるようになっていきました。

石橋さんは、大腿義足《だいたいぎそく》で走ることについて、

「こわがっていると、かえって危《あぶ》ない。足をちゃんとふりだして、しっかり地面につけば大丈夫《だいじょうぶ》なんです」

と言っています。実際《じっさい》に走った人の感想は、義足《ぎそく》づくりにいかせますし、ぼくから別の人に伝えていくことで、走れるようになる人が増《ふ》えて、どんどんランナーの輪が広がっていくのです。

板バネの登場、伸《の》びる記録

練習をつんだ石橋《いしばし》さんは、走れる距離《きょり》をどんどん伸《の》ばし、はじめは走れなかった一〇〇メートルも走れるようになって、陸上競技大会《りくじょうきょうぎたいかい》に出るようになりました。

石橋さんが速く走れるようになったのは、「板バネ」とよばれる義足の登場も大きく影響《えいきょう》しています。

そのとき使った板バネは、フレックスフット社の「モジュラーⅢ《スリー》」という種類です。ハワイでであった「ウォークⅡ《ツー》」とちがい、ふくらはぎの部分からカーボンファイバーでできています。そのため、それまではいていた義足《ぎそく》よりずっと、はずむ力が強い、新兵器でした。

ただ、新しい義足をはきこなすには、使う側にも技術《ぎじゅつ》が必要になります。モジュラーⅢには、はずみすぎて体のバランスがとりにくいという問題がありました。

石橋さんもはじめは、前につんのめる感じがして、じっと立っているのもむずかしい、と言っていました。

ぼくも、モジュラーⅢをあつかうのははじめてだったので、ひざの角度の調節がうまくいかず、あれこれためしては、また調整する

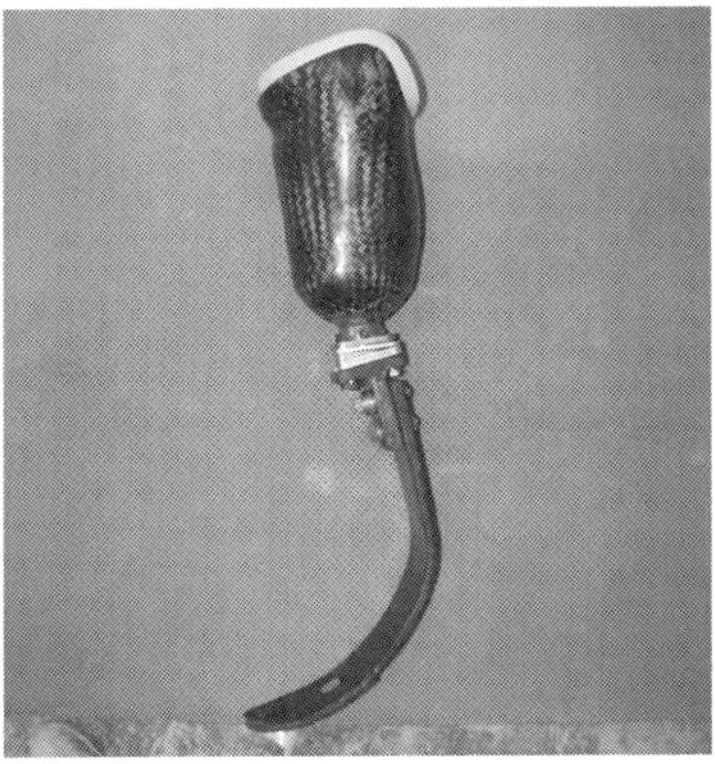

「モジュラーⅢ《スリー》」（写真提供《しゃしんていきょう》：臼井二美男《うすいふみお》）

という、ねばり強い作業のくりかえしでした。

こういうとき、一番のヒントになるのは、やはり義足《ぎそく》をはく人の声です。ぼくは、石橋《いしばし》さんのほかにも、何人かにお願いして板バネをはいてもらい、一人ひとりの感想に耳をかたむけました。そして、出てきた意見をもとに、板バネの先をけずってみたり、角度をかえたりしていったのです。

石橋さんも、走りかたをあれこれ工夫してくれて、だんだんとモジュラーⅢ《スリー》の使いかたがわかってくるようになりました。石橋さんの工夫と、ぼくの調整、ふたりで試行錯誤《しこうさくご》していった結果、一〇〇メートルのタイムがぐんぐん伸《の》びていきました。

想像《そうぞう》以上のダメージ

陸上競技大会《りくじょうきょうぎたいかい》で優勝《ゆうしょう》するまでに実力をつけていった石橋さん。レースで勝ててうれしい半面、ライバルがほとんどいなくてものたりないという、ぜいたくな悩《なや》みもかかえるようになりました。

しかし、これからさらに記録を伸《の》ばしていこうとはりきって練習していた矢先に、義足《ぎそく》をつけていないほうの足に、痛《いた》みが出はじめました。すると、これにつづくように、体のあちらこちらが痛むようになったのです。

原因《げんいん》は、目に見えない体へのダメージがたまっていたせいでした。

「ここで無理をすれば、いつか大けがをして、大好きなスポーツができなくなるかもしれない」

そう考えた石橋《いしばし》さんは、スポーツをつづけるために、足への負担《ふたん》が大きい陸上をやめることにしました。そして、スキー、テニス、バドミントン、自転車、スキューバダイビング、ゴルフなど、いろいろなスポーツに挑戦《ちょうせん》していきました。なんと、もともと得意だったスキーでは、パラリンピックの日本代表候補《にほんだいひょうこうほ》にも選ばれました。

義足《ぎそく》でスポーツをする人が、ほんのひとにぎりだった時代に、いくつもの競技《きょうぎ》に挑戦《ちょうせん》した石橋《いしばし》さんは、日本の障《しょう》がい者スポーツの道を切りひらいた最初の人だと、ぼくは思っています。

新たな挑戦者

石橋さんのあとには、金子順治《かねこじゅんじ》さんという、体格《たいかく》にめぐまれた、これまた足の速い青年にであいました。金子さんも板バネをはいて、ぐんぐん記録を伸《の》ばした選手です。

中学時代は陸上部で、一〇〇メートルを十二秒で走っていたそうです。でも、二十七歳《さい》のときに交通事故《こうつうじこ》にあい、右足をひざ下から切断《せつだん》しました。

金子さんが、義足ではじめて一〇〇メートルを走ったときの記録は、十六秒台。このタイムを見て、本人は、ちょっぴり不満そうでしたが、義足で走ることがめずらしかった時代に、そんなタイムで走る人はなかなかいませんでした。

ひと目見て走る能力《のうりょく》の高さはわかりましたし、なかなか負けん気が強そうなところも、アスリート向きだな、と思いました。勝負の世界で生きるアスリートには、「絶対《ぜったい》に負けるもんか！」という強い気持ちが必要です。それがきびしい練習を乗りこえ、試合で力を発揮《はっき》する原動力になるからです。

金子《かねこ》さんは、とりつかれたように、練習に精《せい》を出していました。練習は、いつも仕事が終わってから。一日中仕事をしてつかれているのに、夜の陸上競技場《りくじょうきょうぎじょう》や公園を、いつももくもくと走っていました。

その成果をためすために、健常者《けんじょうしゃ》の陸上大会にも積極的に出ていきました。結果はびりっけつでも、気にしません。当時は、健常者の大会に出場する義足《ぎそく》の選手はかれひとりだったので、金子さんはちょっとした有名人でした。

はじめはめずらしがって、じろじろと金子さんを見るような人もいました。でも、金子さんは、義足をかくしたりしませんでした。逆《ぎゃく》に、高校生の選手に、

「どうだい、さわってみるかい?」と気軽に話しかけ、仲よくなっていきました。体も大きいけれど、気持ちも大きいのが、金子《かねこ》さんのみりょくでした。

とつぜんの引退《いんたい》

かぎられた時間のなかで、懸命《けんめい》に練習をつんだ金子さんは、一〇〇メートルのタイムを十二秒に伸《の》ばしました。中学生のとき健康な二本の足で走っていたのと、同じぐらいの速さにまでなったのです。

そのタイムを出した翌年《よくねん》には、アテネパラリンピックがひかえていました。日本代表に選ばれるために必要な条件《じょうけん》は、十一秒七五を切ること。

「絶対《ぜったい》に、パラリンピックに出る!」

と決めた金子さんは、それまで以上に練習にはげみました。

しかし、ある日、義足《ぎそく》をはいていないほうの足にはげしい痛《いた》みが出てしまいます。それでも無理をして練習をつづけていましたが、大会を前に、ついに走れなくなってしまいました。

パラリンピックに出られず、本人はとてもがっかりしていましたが、ぼくは、目標に向かって、地道にこつこつがんばれる金子《かねこ》さんは、りっぱなアスリートだと思います。だって、金子さんにあこがれて走りはじめた後輩《こうはい》が、たくさんいるのですから。

ヘルスエンジェルスの誕生《たんじょう》

柳下孝子《やぎしたたかこ》さんからはじまった、走れる義足《ぎそく》の開発は、石橋《いしばし》さんや金子さんの協力もあって、着実に進んでいきました。その結果、義足で走ってみたいという人も少しずつ増《ふ》えていきました。

そこでぼくは、東京《とうきょう》の王子《おうじ》にある「東京都障害者総合《しょうがいしゃそうごう》スポーツセンター」の陸上トラックを月一回かりて、義足《ぎそく》ランナーの練習会を開くようになりました。

せっかくだから、練習会に名前をつけようと思い、ぼくは「ヘルスエンジェルス」という名前を考えました。

じつは、アメリカに「ヘルズエンジェルス（じごくの天使たち）」というバイク乗りのチームがいて、それをまねしたのです。

ちょっと不良っぽいのが、かっこいいと思いませんか？

「義足の人は家でおとなしくしておくものだ」「走るなんてとんでもない」というイメージをはねのけて、義足の人と陸上クラブを作るには、「ちょっと不良」ぐらいの気持ちが必要なんじゃないかな、と思ったのです。

ぼくらはスポーツチームなので、「ヘルズ」を「健康」という意味の「ヘルス」にしました。はじめのうちは、メンバーの間でも「変な名前」と笑われていましたが、だんだんなれて、「ヘルエン」という愛称《あいしょう》で、親しまれるようになりました。

人数も、最初はほんの数人でしたが、十人、二十人と増《ふ》えて、いまでは六十人をこえる大きなチームになりました。

だれでも大歓迎《だいかんげい》

ヘルスエンジェルスの練習会には、いろいろな人がやって来ます。大人《おとな》だけでなく、小学生や中学生、高校生や大学生もいます。走るレベルもばらばらで、はじめたばかりの人もいれば、すでに大会に出ている人もいるし、パラリンピックに出るようなトップアスリートも、いっしょに練習しています。足をうしなった理由も、足の状態《じょうたい》もさまざまですが、みんな義足《ぎそく》で走る仲間です。ぼくは、この個性《こせい》ゆたかなところが、ヘルスエンジェルスのいいところだと思います。

ときどき、ヘルスエンジェルスは速く走れる人しか入れないと思っている人がいるようですが、それは大まちがい。いっしょに走りたいと思う人なら、だれだって大歓迎《だいかんげい》です。

初心者には、ぼくや先輩《せんぱい》たちが、ちゃんと走りかたを教えるので、大丈夫《だいじょうぶ》。みんな、ゆっくり、マイペースで、走れるようになっていきます。

ヘルスエンジェルスの練習会に来ると、義足《ぎそく》の仲間がおおぜいいるので、ふだん友だちや家族に聞けないことや、言えないことを相談できるのも、いいところです。

練習のあと、メンバーで夕飯を食べるのも、楽しいひととき。そこでまた、義足生活の悩《なや》みをうちあけたり、冗談《じょうだん》を言いあったりしながら、わいわい、がやがや楽しい時間をすごします。

こうした仲間とのコミュニケーションが楽しみで、練習会に来る人がおおぜいいます。

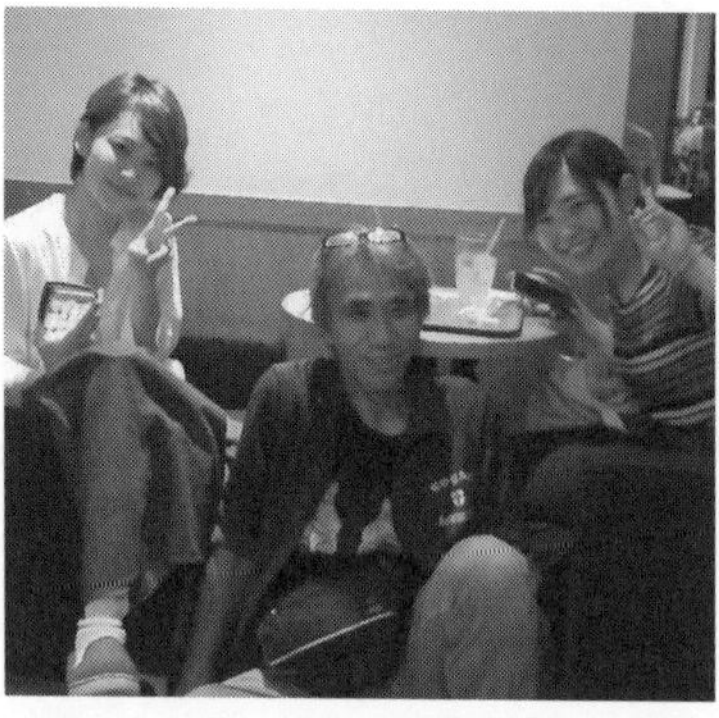
練習会後、カフェにて(写真提供《しゃしんていきょう》：臼井二美男《うすいふみお》)

サッカー好きの少年、板バネとであう

ヘルスエンジェルスの福田柚稀《ふくだゆずき》くんは、サッカーが大好きな小学五年生の男の子です。「先天性頸骨欠損症《せんてんせいけいこつけっそんしょう》」という骨《ほね》の病気で、生まれてたったの九か月で、右足を太ももから切断《せつだん》しました。

サポートセンターにやって来たのは、小学三年生のときです。やはり、ヘルスエンジェルスのメンバーである金井隆義《かないたかよし》さんに連れられて、やってきました。ふたりはアンプティサッカーという、足のない人がつえをついてプレーするサッカーチームで知りあっていました。

柚稀くんは、ヘルスエンジェルスの練習会にも来るようになりました。そして、すぐさま板バネを気に入って、

「板バネって、ヒーローみたいでかっこいい！　ぼくもつけて走ってみたい」

と、お母《かあ》さんの弥生《やよい》さんに言ったそうです。

じつは、柚稀《ゆずき》くんは、ほかの子どもたちのように速く走ったり、うまくサッカーボールをけったりすることができず、くやしい思いをしていました。

そのくやしさから、

「どうして、ぼくの足だけ、ふつうじゃないの？」

と、お母さんに聞いたこともあるそうです。お母さんは、そんな柚稀くんのことが、かわいそうでしかたありませんでしたが、あまやかしはしませんでした。

それどころか、

「弱音をはいったって、足ははえてこないのよ」

と、あえてきびしいことを言いました。

柚稀くんに、障《しょう》がいに負けない強い子になってほしかったからです。

そんなお母さんの気持ちにこたえるように、柚稀くんは、アンプティサッカーや、ヘルスエンジェルスの練習会でのびのびと体を動かし、学校の授業《じゅぎょう》もクラスの友だちと同じようにこなしました。

ぼくは、いろいろなことにチャレンジする柚稀《ゆずき》くんが、だんだんかわっていくのを感じました。一つひとつ、できることが増《ふ》えていくたびに自信がついて、明るく、元気になったのです。それは、柚稀くんのお母《かあ》さんも感じていることでした。

転んで起きるのも練習

月一回のヘルスエンジェルスの練習会を、毎回、楽しみにしてくれている柚稀くんは、金井《かない》さんや、同じヘルスエンジェルスの古城暁博《こじょうあきひろ》さんといった大人《おとな》たちに教えてもらいながら、だんだん上手に走れるようになっていきました。

古城さんは、シドニーパラリンピックの一〇〇メートルに出場した選手です。速いのはもちろん、とてもきれいなフォームで走るので、柚稀くんにとって、あこがれの存在《そんざい》でした。

こんなふうに、ヘルスエンジェルスでは、先輩《せんぱい》たちが、新しく入ったメンバーに走りかたを教えています。古城《こじょう》さんのほかに、パラリンピックなどの世界大会に出る選手も、みんなやさしく、ていねいに教えています。

もちろん、ぼくも教えますが、義足《ぎそく》の調整があるし、くわしいことは義足をはいている人のほうがわかります。

ヘルスエンジェルスの練習会では、転んでも手をかさず、起きあがりかたを教えます。足をうしなって、家に引きこもってしまう人は、義足で転ぶことへの恐怖心《きょうふしん》を、強く持っています。たしかに、転んだらけがをするかもしれないし、なれるまでは立ちあがるのもひと苦労です。でも、転んだら起きあがればいいし、ひとりで起きあがれるようになるのもまた、練習のひとつなのです。

ヘルスエンジェルスでは、そうやってみんな、走るのも転ぶのも、起きあがるのもうまくなっていきます。柚稀《ゆずき》くんも、よく転びながら練習しました。

「転んでも、大丈夫《だいじょうぶ》」
そう思えるようになると、走りだす勇気がわいてきます。

テレビで一〇〇メートル走に挑戦《ちょうせん》

ある日、柚稀《ゆずき》くんに大きなできごとが起こりました。小学四年生の夏休みに、テレビに出ることになったのです。

『24時間テレビ「愛は地球を救う」』という番組を知っていますか？　そのなかで、一〇〇メートル走に挑戦することになったのです。

番組では、「一〇〇メートルを三十秒で走る」という目標を立てましたが、柚稀くんは、そのころまだ、一〇〇メートルという長い距離《きょり》を走ったことがありませんでした。一〇〇メートルを走るには、板バネも必要です。板バネをはいたことのなかった柚稀くんにとっては、大きな、大きな挑戦となりました。

目標が決まった日から、柚稀《ゆずき》くんの猛特訓《もうとっくん》がはじまりました。

練習は、サポートセンターの屋上にある陸上トラックでおこなわれました。毎日夕方になると、学校を終えた柚稀くんがお母《かあ》さんといっしょにやってきて、理学療法士《りがくりょうほうし》の岩下航大《いわしたこうだい》さんと練習をするのです。岩下さんは、患者《かんじゃ》さんのリハビリテーションだけでなく、ヘルスエンジェルスの練習会にも来て、義足《ぎそく》や体の使いかたを教えてくれています。柚稀くんの指導者《しどうしゃ》には、ぴったりでした。

柚稀くんは、はじめ、板バネで走ることをこわがって、「足が痛《いた》い」とか「フラフラしてこわい」と言っていました。無理もないことです。

板バネは、大人でもコントロールするのがむずかしいのですから、柚稀くんのような子

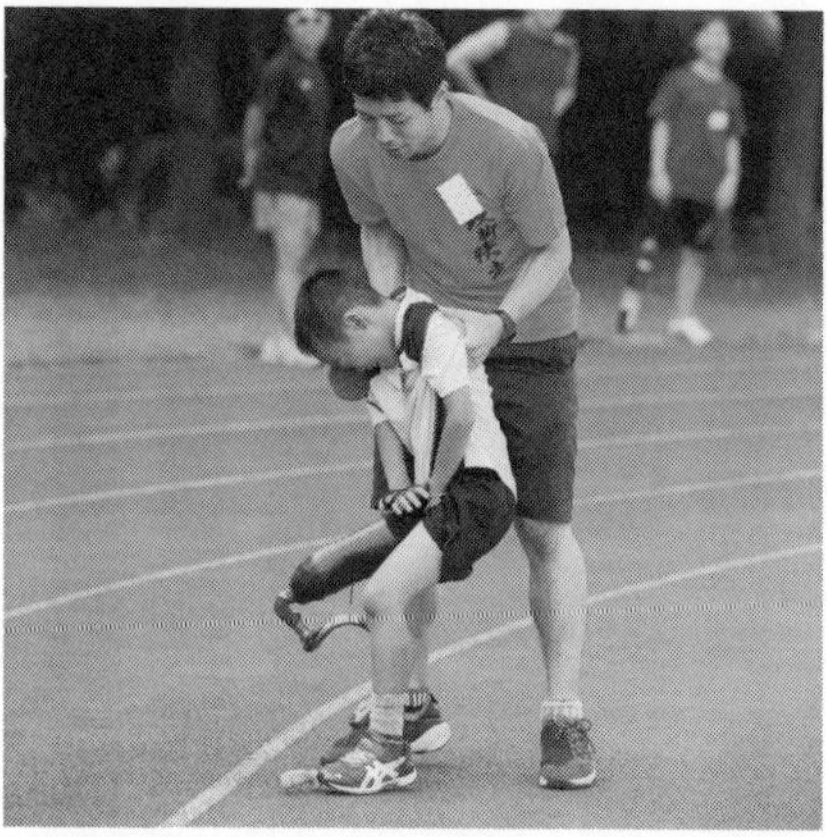

どもの筋力《きんりょく》では、なおさらうまくはきこなすのはむずかしいはずです。

それでも、岩下《いわした》さんやたくさんの先輩《せんぱい》たちにはげまされながら、あきらめずにがんばった柚稀《ゆずき》くん。だんだんと長い距離《きょり》を走れるようになっていきました。

夢《ゆめ》はアスリート

真夏の太陽がてりつける、八月の終わり。いよいよテレビの本番の日がやってきました。撮影《さつえい》は、千葉県柏市《ちばけんかしわし》にある、柏《かしわ》の葉公園総合競技場《はこうえんそうごうきょうぎじょう》でおこなわれました。

りっぱな陸上トラックのスタートラインに立った柚稀くんは、ちょっと緊張《きんちょう》しているようでした。応援《おうえん》にかけつけた金井《かない》さんが、「がんばれ！」と声をかけたとき、柚稀くんがスタート！

とちゅうでバランスをくずしそうになりながらも、なんとかふんばり、みごとに一〇〇メートルを走りきりました。タイムは、三十秒六三の自己《じこ》ベスト！ゴールの瞬間《しゅんかん》、「やったあ！」とさけんで、地面にねころんだ柚稀《ゆずき》くん。練習では、三十五秒台が最高だったのに、本番で一気にタイムをちぢめるなんて、ぼくも、ほかの人たちもおどろきました。

ところが、柚稀くんのチャレンジは、一回では終わりませんでした。番組に出ているタレントさんから、「もう一度、チャレンジしてみる？」と聞かれ、うれしそうに、ふたたびスタートラインに立ったのです。

二回目のタイムは、三十秒七四。一回目より、ちょっとおそくなってしまいましたが、つづけて一〇〇メートルを走りきった柚稀くんは、

「気持ちいい！」

と、さけんで、とても満足そうでした。

この柚稀くんのがんばりは、見ていた人びとを感動させました。

夏休みが終わって、柚稀くんが学校へいくと、テレビを見ていたクラスメイ

トから、「サインちょうだい！」とせがまれたそうです。すっかり有名人の柚《ゆず》稀《き》くんは、義足《ぎそく》で走るヒーローのようだと、ぼくは思いました。

いまも月一回、ヘルスエンジェルスの練習にやってくる柚稀くん。仲よしの友だちといっしょに、どんどん速く走れるようになって、本当に楽しそうです。

柚稀くんは、こう言います。

「将来《しょうらい》の夢《ゆめ》はアスリートになること。走るのも、サッカーも好きだから、ずっとつづけたいです」

福田柚稀《ふくだゆずき》くんのお話

「体を動かすのが楽しい」

ぼくが、はじめて臼井《うすい》さんに会ったのは、小学三年生のときでした。最初はきびしそうな人だなと思ったけど、義足《ぎそく》のこととか、走ることとかを教えてくれる、やさしい人でした。

ぼくはサッカーが好きで、FC《エフシー》バルセロナのメッシのファン。メッシのドリブルがうまいところにあこがれています。

でも、ヘルスエンジェルスに入って、走るのも大好きになりました。ヘルスエンジェルスにも、あこがれの人がいます。それは、シドニーパラリンピックに出た古城暁博《こじょうあきひろ》さんと鈴木徹《すずきとおる》さんです。あと、ぼくを最初にヘルスエンジェルスへ連れてきてくれた金井隆義《かないたかよし》さんも。

古城《こじょう》さんと金井さんは、アンプティサッカーのチームでもいっしょで、ふたりはサッカーも、走るのもうまくて、すごいなと思います。

徹《とおる》さんは走り高とびの選手で、シドニーとアテネと北京《ペキン》とロンドンでパラリンピックに出ている、すごい人です。徹さんが、義足《ぎそく》で高くジャンプするのがとてもかっこよくて、ぼくも、いつか徹さんみたいにジャンプしてみたいなと、心のなかで思っています。

24時間テレビに出たときは、理学療法士《りがくりょうほうし》の岩下航大《いわしたこうだい》さんが、ぼくの練習をずっと見てくれました。岩下さんとはとても仲よしだけど、練習はきびしかったです。

板バネで走ると、体より板バネのほうがどんどん先にいっちゃう感じがして、体がついていくのがたいへんでした。最初は、それがこわくてイヤだなと、思っていました。でも、岩下さんに教わりながら、一生懸《いっしょうけん》命《めい》練習したら、だんだん走れるようになって、24時間テレビでは、ちゃんと一〇〇メートルを走ることができました。あのときは緊張《きんちょう》したけど、ゴールしたときは「やったー！」と思って、気持ちよかった。みんなが応援《おうえん》してくれたのも、メチャうれしかったです。

板バネは、学校の運動会でもはいて走りました。ぼくが先生に、運動会で板バネをはいて走りたいと言ったんです。そうしたら、校長先生もオーケーしてくれました。

ぼくは義足《ぎそく》でも、体を動かすのが大好きです。体を動かしていると楽しいからです。とくに臼井《うすい》さんが作ってくれる義足は、最初はちょっときつい感じがしたけど、なれるとぴったりで、すっきりした気分になります。走るときも、思いきり走れます。

これからも、サッカーも陸上もつづけて、将来《しょうらい》はアスリートになれたらいいなと思います。

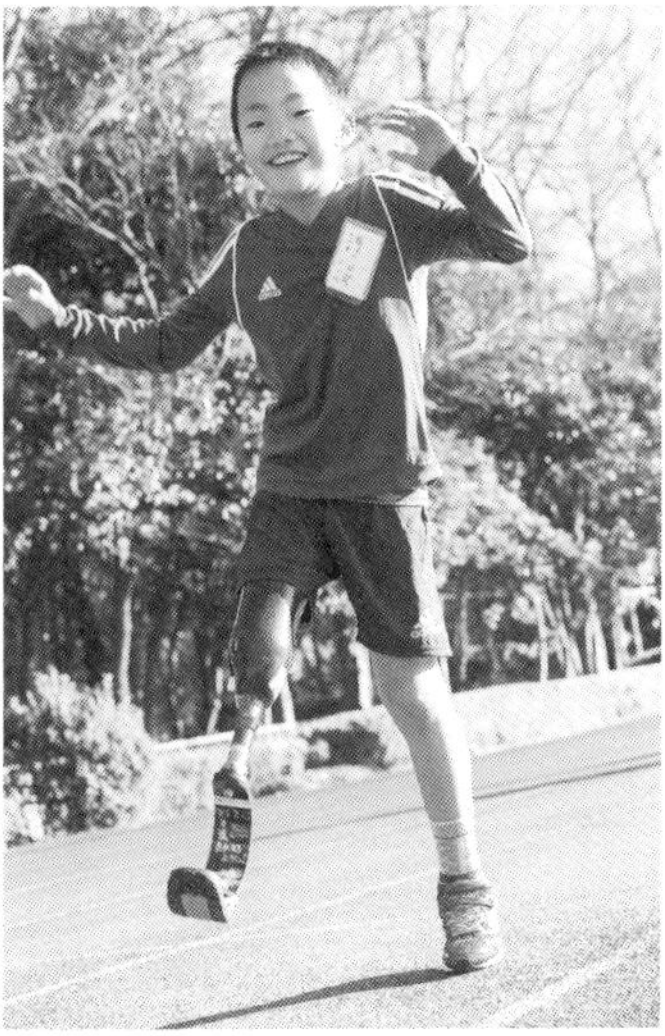

ヘルスエンジェルス練習会で、
楽しそうに走る柚《ゆず》稀《き》くん。

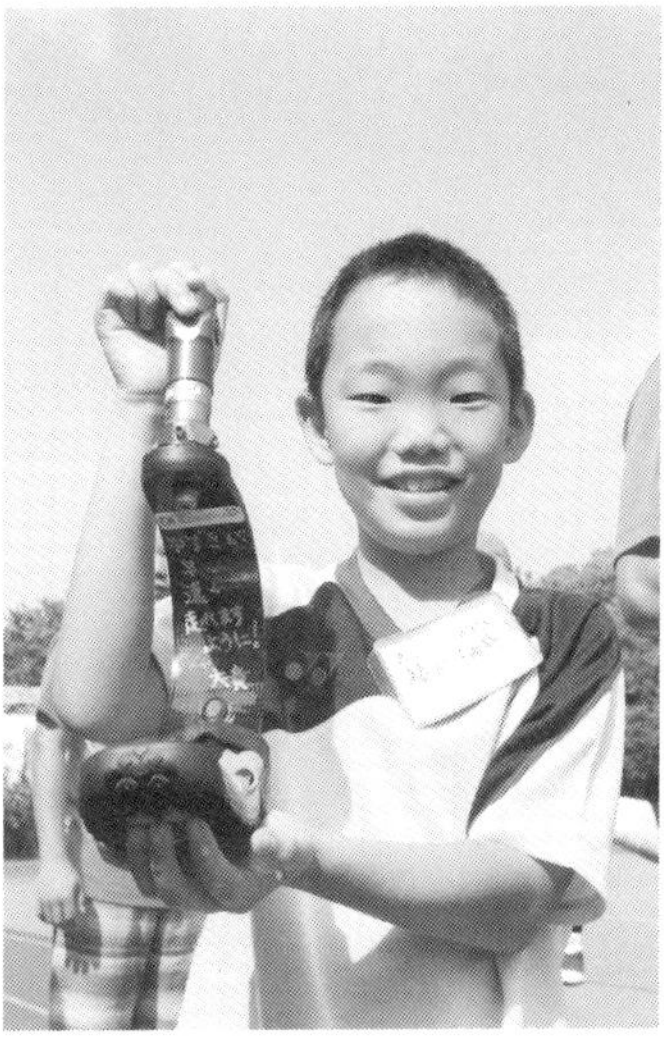

24時間テレビで
はいていた板バネ。

第三章

パラリンピックへの道

臼井《うすい》さんの努力もあって、
いちじるしい進歩をとげてきた義足《ぎそく》。
これからの世界で、どんなふうに
進化をつづけていくのでしょうか。

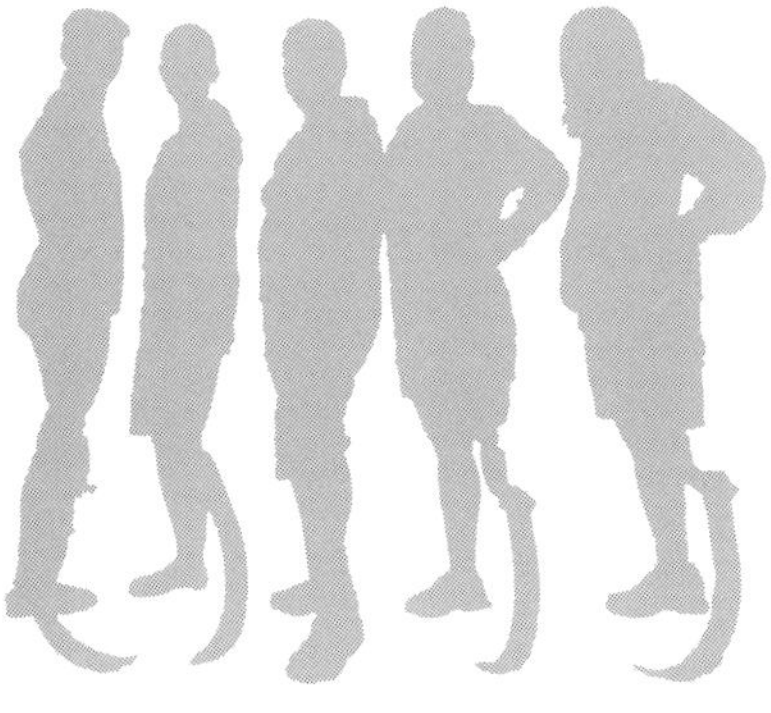

新たな才能《さいのう》とであう

義足《ぎそく》をはいて生活している人は、子どもから大人《おとな》まで、たくさんいます。そのなかで、義足で走れるようになった人は、走る楽しさをおぼえると同時に、できないと思っていたことができた達成感と自信が、持てるようになります。

走るスピードは、たいして関係ありません。それよりも、挑戦《ちょうせん》する勇気や、「走ってみよう」という前むきな気持ちが大切なのです。

でも、ときどき、あっとおどろくほど足の速い義足ランナーもあらわれます。

第二章でお話しした、石橋政昭《いしばしまさあき》さんや、金子順治《かねこじゅんじ》さんがそうです。

でも、このふたりよりもっと速く走る、古城暁博《こじょうあきひろ》さんという青年が、ぼくの前にあらわれました。小学生の福田柚稀《ふくだゆずき》くんに、義足の走りかたを教えた、あの古城さんです。

古城《こじょう》さんはいま、アンプティサッカーという競技《きょうぎ》（89ページ参照）でがんばっていますが、その前はヘルスエンジェルスで、パラリンピックをめざして練習をしていました。そして、実際《じっさい》に、二〇〇〇年シドニーパラリンピックの陸上一〇〇メートルに出場しました。

このシドニーパラリンピックは、ぼくにとって、一生、忘《わす》れられない大会です。古城さんと、後に出てくる鈴木徹《すずきとおる》くんという、すばらしい才能《さいのう》を持った若者《わかもの》とであったおかげで、ぼくのスポーツ義足の世界は一気に広がりました。

ここからは、かれらと試行錯誤《しこうさくご》しながら臨《のぞ》んだシドニーパラリンピックについて、お話しします。

サッカー一色の生活から陸上へ

古城さんが足をうしなったのは、五歳《さい》のときでした。交通事故《こうつうじこ》にあって、右足をひざ上から切断《せつだん》し、大腿義足《だいたいぎそく》になったのです。

古城《こじょう》さんは鉄道弘済会《てつどうこうさいかい》に、子どものころから通っていました。家が沖縄県《おきなわけん》の宮古島《みやこじま》にあったので、半年に一度ほど、義足の調整や修理《しゅうり》に来るぐらいでしたが、古城さんが高校に入ると、家族で千葉県《ちばけん》に引っこしてきたので、鉄道弘済会に通うのが、ぐっと便利になりました。

柚稀《ゆずき》くんといっしょで、古城さんも子どものころからサッカーが大好き。小学三年生のとき、地元のサッカークラブに入り、中学と高校でもサッカー部に入って、ほかの部員たちとボールをけったり走ったりしていました。スポーツが得意だった古城さんは、サッカー一色の生活をおおいに楽しんでいました。

パラリンピック日本代表に

古城さんが、はじめて陸上競技大会《りくじょうきょうぎたいかい》に出たときのことを、いまでもよくおぼえています。それは、古城《こじょう》さんが十六歳《さい》のときでした。

ふだんはいている生活用の義足《ぎそく》で、かるがると一〇〇メートルを走ったのです。そのタイムは、十七秒二。はじめて一〇〇メートルを走って、このタイムなら、これから練習すれば、古城さんはもっと速くなると思いました。

それなのに本人は、ただまっすぐ走るだけの陸上に、それほど興味《きょうみ》を持っていないようでした。そこで、ぼくが板バネを用意してはかせると、古城さんは、はずむようなスピード感をとても気に入って、陸上に興味を持つようになりました。作戦成功です。

これをきっかけに、走る練習をするようになった古城さんは、一年後、一〇〇メートルを十三秒台で走れるようになりました。そして、シドニーパラリンピックの日本代表に選ばれたのです。古城さんにとっても、ぼくにとっても、パラリンピックの存在《そんざい》が、はじめて身近になった瞬間《しゅんかん》でした。

思わぬ落としあな

シドニーパラリンピックに出ることになった古城《こじょう》さんは、もっと速く走れるようになるため、日本代表チームの合宿に参加したり、陸上競技《りくじょうきょうぎ》の本場アメリカに短期留学《たんきりゅうがく》したりもしました。ところが、アメリカについてすぐの練習で、義足《ぎそく》の部品がこわれてしまいました。

このとき、アメリカは夏で、競技場のトラックの温度が四十度をこえ、熱の影響《えいきょう》で部品がおかしくなってしまったようです。アメリカから電話をもらったぼくは、なにもできずに困《こま》りましたが、向こうにいる義肢装具士《ぎしそうぐし》にお願いしたところ、なんとか直してもらうことができました。

それまで、日本ではくことしか考えていなかったぼくは、選手が世界で活躍《かつやく》することを想定した義足づくりについて、考えるようになりました。古城さんのおかげで、とてもいい勉強になりました。

その古城《こじょう》さんを、ある日、思わぬアクシデントがおそいます。サッカーの練習中に、義足《ぎそく》をはいていない左足の足首に、とつぜん、痛《いた》みが走ったのです。サッカー好きの古城さんは、陸上の練習のあいまに、サッカーもしていました。

病院で検査《けんさ》をした結果、くるぶしの内側が疲労骨折《ひろうこっせつ》していることがわかりました。シドニーパラリンピックまで、わずか三週間。結局、古城さんは、その後まったく練習できないまま、シドニーへ向かうことになりました。

シドニーについてからも痛みはひかず、痛みどめの注射《ちゅうしゃ》をうってなんとか予選を通過《つうか》しました。でも、決勝になると、また痛みが出てきて、結果は最下位に終わりました。

ぼくは、そばで古城さんを見ていて、気のどくでなりませんでした。はるばるシドニーまで来て、力を出しきれず、さぞくやしいだろうなと思ったのです。

ところが、古城さんは、あっけらかんとしたもので、まわりが思うほど落ちこんでいないように見えました。少しひょうし抜《ぬ》けしましたけど、もともと明るい性格《せいかく》だと知っていたので、古城《こじょう》さんらしいなと納得《なっとく》しました。

結局、古城さんは、サッカーのほうが好きだったのでしょう。シドニーパラリンピックのあとは陸上をやめ、アンプティサッカーの選手として活躍《かつやく》しています。どんな競技《きょうぎ》であれ、スポーツをしてくれていることが、ぼくはとてもうれしいです。

ずば抜けた才能《さいのう》、あらわる！

古城さんとであったすぐあとに、もうひとり、ずば抜けた才能の持ち主とめぐりあいました。その人の名前は、鈴木徹《すずきとおる》くんといって、山梨県《やまなしけん》に住む、十八歳《さい》のさわやかな青年でした。

鈴木くんは、もうすぐ高校を卒業するというときに交通事故《こうつうじこ》にあい、右足をひざ下から切断《せつだん》しました。背《せ》が高くて、すらりとして、見るからにスポーツマンの体つきをした鈴木《すずき》くんは、ハンドボールの選手でした。その実力は、国民体育大会《こくみんたいいくたいかい》の山梨県代表《やまなしけんだいひょう》に選ばれるほど。高校を卒業したあとも、スポーツと勉強の両方に力を入れている筑波大学《つくばだいがく》への進学が決まっていて、ハンドボールをつづけることになっていました。切断手術《せつだんしゅじゅつ》を受け、病院に入院したときも、鈴木くんは、義足《ぎそく》さえあれば、またハンドボールができると信じていたといいます。

ところが、現実《げんじつ》はちがっていました。

ハンドボールは、選手と選手の体がぶつかりあう接触《せっしょく》プレーが多いため、義足をはいていると、体がぶつかったとき、けがをしやすいのです。また、動きも、たて、横、斜《なな》めと、いろいろな方向に動きます。義足だと、横方向に力を加えるのがむずかしいので、ハンドボールには向かないのです。

鈴木くんは、ハンドボールをあきらめ、陸上競技《りくじょうきょうぎ》をはじめることにしました。そして、走り高とびで、二〇〇〇年シドニーから、アテネ、北京《ペキン》、ロンドンと、四大会連続でパラリンピックに出場することになるのです。

そんな鈴木《すずき》くんとぼくのものがたりを、ここからお話しします。

どうしてもハンドボールがしたい

鈴木くんは、子どものころからスポーツが大好きでした。とくに、ジャンプ力に自信があったといいます。だから、ハンドボールでも、ジャンプしながら空中で相手をかわすのが、楽しかったそうです。

鈴木くんは、将来《しょうらい》、スポーツ選手として生きていこうと決めていました。それなのに、とつぜんの事故《じこ》で右足のひざ下をうしなったショックは、はかりしれません。ところが本人は、病室のベッドでも、どうすればまたハンドボールができるのか、そればかりを考えていました。

そんな鈴木くんのために、ドクターが義足《ぎそく》について調べてくれて、

「東京《とうきょう》の鉄道弘済会《てつどうこうさいかい》というところに、スポーツ用の義足《ぎそく》づくりをしている義肢《ぎし》装具士《そうぐし》がいるらしい。その人に一度、相談してみてはどうか」

と、教えてくれたそうです。じつは、その義肢装具士とは、ぼくのこと。

それ以来、鈴木《すずき》くんの頭のなかは義足のことでいっぱいになりました。そして、「義足さえあれば、またハンドボールができる」と希望を持ち、待ちに待った退院《たいいん》のその日に、ご両親といっしょに山梨《やまなし》から東京にやってきたのでした。

それほど鈴木くんは、ぼくに会うのを楽しみにしてくれていたのです。

ぼくが本気で怒《おこ》った理由

ご両親につきそわれ、松葉づえをついてやってきた鈴木くんは、到着《とうちゃく》してすぐに、思いもよらない目にあいます。ぼくに会いに、わざわざ山梨から来たというのに、ぼくではない、別の義肢装具士《ぎしそうぐし》を紹介《しょうかい》されたのです。

じつは、そのころ、鉄道弘済会《てつどうこうさいかい》のなかには、

「臼井《うすい》さんは、患者《かんじゃ》さんに無理をさせる」とか、「義足で走らせて、患者さんがけがでもしたら、どうするんだ」と心配する職員《しょくいん》がいて、義足でスポーツをすることに反対の声もあったのです。

鈴木《すずき》くんがたずねてきたときも、受付にいた人がそういう考えを持っていた人で、ぼくではなく、ほかの義肢装具士を担当《たんとう》につけたのでした。

ぼくは、それを知って、本気で怒《おこ》りました。

足をうしなってなお、義足にひとすじの光を見いだしてやってきた青年の思いを、ちゃんとくみとってあげてほしかったからです。

すぐに担当になった仲間の義肢装具士のところへいき、

「あの子は、本気で競技《きょうぎ》をやるために、ぼくに会いにきたんだ。ぼくに鈴木くんの義足づくりをさせてもらえないだろうか」と、お願いしました。

その義肢装具士《ぎしそうぐし》は、こころよく担当《たんとう》をかわってくれ、ようやくぼくの気持ちも落ちつきましたが、あんなに腹《はら》が立ったのは、あとにも先にもあの一度きりです。ふだん、めったに怒《おこ》ることはありませんが、あのときばかりは、だまっていられませんでした。

人生というのは、どのタイミングで、どんな人とであうかによって、大きくかわってしまうものだと、しみじみ思います。そして、義肢装具士は、患者《かんじゃ》さんの可能性《かのうせい》をいかすことも、ころすこともできる、責任《せきにん》ある仕事だと、改めて肝《きも》にめいじました。

最初のかべ

その後、ぼくと鈴木《すずき》くんは、たくさんのかべにぶつかりながら、そのつど、ふたりで話しあい、協力して、いくつものかべを乗りこえてきました。

最初に立ちはだかったのは、なかなかよくならない鈴木《すずき》くんの足の傷《きず》でした。事故《じこ》で足を切断《せつだん》した人は、救急病院に運ばれ、緊急手術《きんきゅうしゅじゅつ》を受けるため、じゅうぶんに処置《しょち》されないままになってしまうことがあります。そうすると、傷の治りがおそく、いつまで経《た》っても痛《いた》かったり、出血したりするのです。鈴木くんも、まさにそのケースで、一回目の手術のあとにもう一度、骨《ほね》をけずったり、神経《しんけい》のかたまりをとりのぞいたりする手術を受けました。

足の傷がよくならないと、義足《ぎそく》をはいてリハビリテーションができません。そこで傷に義足のソケットがあたって、はげしい痛みにおそわれるからです。無理をしてしまうと、傷口が開き、義足が血まみれになってしまいます。

それでも、鈴木くんは、いっこくも早くハンドボールがしたいものだから、どんなに痛くても、じっとしていられず、無理に動こうとしました。もともとスポーツマンで、体力に自信があるので、むちゃをしてしまうのでしょう。鈴木くんは、よく、

「ぼくより年をとっている患者《かんじゃ》さんが、午前と午後、二時間ずつリハビリをしているのに、ぼくはせいぜい二十分ていどしか歩けない」

と言って、くやしそうにしていました。

そんな、負けずぎらいの鈴木《すずき》くんに、「今日は、ここまでにしておこうか」と声をかけるのが、ぼくの役目でした。

アスリートになる素質《そしつ》

鈴木くんの入院は、山梨《やまなし》の病院とサポートセンターでのリハビリ期間を合わせて、半年にもおよびました。サポートセンターを退院《たいいん》したあとは、東京《とうきょう》の国立市《くにたちし》でひとり暮《ぐ》らしをはじめ、アパートのすぐ近くにある東京都多摩《たま》スポーツセンターで、リハビリテーションをかねたトレーニングに打ちこみました。

週六日《むいか》、朝から晩《ばん》まで、トレーニングにぼっとうする鈴木くん。

「ハンドボールの選手として復帰《ふっき》するために、時間をむだにしたくない」という思いが、ひしひしと伝わってきました。しかし、足の切断面《せつだんめん》は完全に治ったわけでなく、まだ痛《いた》みが残っていました。ぼくは、鈴木《すずき》くんの性格《せいかく》を考えて、「また、無理をするんじゃないか」と心配でしたが、そこは鈴木くんも考えながら、なるべく右足に負担《ふたん》がかからないウェイトトレーニングをしていたようです。とにかく、一度決めたことは、なにがなんでもやりとおす、強い信念の持ち主なのです。

そんな鈴木くんに、ぼくは、英会話の勉強をすすめました。トレーニングばかりに夢中《むちゅう》にならず、なにか別のこともしたほうがいいと考えたからです。もし、このまま順調に回復《かいふく》して、競技《きょうぎ》の世界に戻《もど》れたら、鈴木くんにはトップアスリートになる素質《そしつ》があると見こんでいました。もしかすると、世界で活躍《かつやく》するかもしれません。そうなったとき、英語は話せたほうがいいと思いました。練習をつみすぎて結局、体をこわしてしまった人たちのことも、頭のすみにありました。鈴木《すずき》くんの運動能力《うんどうのうりょく》は高かったし、ものごとにとりくむ集中力や姿勢《しせい》は、まさにアスリート向きでした。だからこそ、練習だけに集中してしまうと、それだけ体に負担《ふたん》がかかってしまう。一生懸命《いっしょうけんめい》やりすぎて運動ができなくなってしまう人を、ぼくはもう、見たくないと思っていました。

陸上にめざめた瞬間《しゅんかん》

このころのぼくは、「鈴木くんの能力を発揮《はっき》できる一番の舞台《ぶたい》は、たしかにスポーツだろう。でも、それは、必ずしもハンドボールでなくてもいいのではないか」と、考えていました。鈴木くんも、はたから見るとハンドボールひとすじに見えましたが、じつは心の奥底《おくそこ》で、「義足《ぎそく》でハンドボールをするのは、無理かもしれない」という思いが、少しずつ頭をもたげていたそうです。

そんなときにであったのが、義足のトップスプリンター、ブライアン・フレージャー選手。フレージャー選手はアメリカ人で、鈴木《すずき》くんと同じ下腿義足《かたいぎそく》をはいて、一〇〇メートルを十一秒台前半で走る、パラリンピックの金メダリストです。

フレージャー選手と鈴木くんは、一九九九年の夏、『24時間テレビ「愛は地球を救う」』に出演《しゅつえん》し、知りあいました。おどろくようになめらかで、美しいフレージャー選手の走りに、鈴木くんは、目を丸くしていました。

「動きがきれいすぎて、どっちの足が義足なのか、わからないぐらい。義足でも、あんなにきれいに歩いたり、走ったりできるんですね」

と、興奮《こうふん》したようすでぼくに話しました。

さらに、フレージャー選手から、

「いつか、いっしょに大会に出られたらいいね」

と言われ、とてもうれしそうでした。

じつはこのとき鈴木くんは、それまでほとんど興味《きょうみ》をしめさなかった陸上を、やってみたいと思っていたのだそうです。

いきなりの日本記録ごえ

東京都多摩《とうきょうとたま》スポーツセンターでトレーニングをつんでいた鈴木《すずき》くんに、思いもよらないできごとが起こりました。二〇〇〇年二月、遊びのつもりでとんだ走り高とびで、かるがると一メートル六十五センチをとびこえたのです。

この数字は、なんと、当時の下腿義足《かたいぎそく》の日本記録、一メートル五十センチをこえていました。

じつは、鈴木くんは、小学校と中学校で走り高とびをやっていて、中学三年生のときには、一メートル七十六センチをとんでいたのです。鈴木くんの運動《うんどう》能力《のうりょく》を見こんでいたぼくも、

「義足でハンドボールをするのが無理なら、陸上をやってみてはどう？　走る

ことをきわめれば、どんな競技《きょうぎ》にもいかせて、可能性《かのうせい》が広がるよ」
と、ときどき声をかけていました。
こうしたできごとが重なり、鈴木《すずき》くんは、陸上の走り高とびに挑戦《ちょうせん》すること
になりました。それは、鈴木くんの人生をかえる、一大決心でした。

三か月で日本代表に

二度の手術《しゅじゅつ》と入院、サポートセンターでのリハビリテーションを終え、一年
おくれで筑波大学《つくばだいがく》に通いはじめた鈴木くんは、大学の陸上部に入りました。
それからわずか一週間後の、九州《きゅうしゅう》パラリンピックという大会で、いきなり一
メートル七十四センチをとびました。それは、同じ年の夏にせまった、シド
ニーパラリンピックの参加標準記録《さんかひょうじゅんきろく》である一メートル七十三センチをこえる記
録でした。

一気に注目をあびた鈴木《すずき》くんは、さらに一か月後の、ジャパンパラリンピックと日本選手権《にほんせんしゅけん》をかねた大会で、一メートル八十一センチを記録。つぎの月の筑波大学選手権《つくばだいがくせんしゅけん》でも、一メートル八十五センチをとび、なんと、シドニーパラリンピックの日本代表に選ばれたのです。

鈴木くんも、ぼくも、びっくりしました。うれしいというより、おどろいたという感じです。なにしろ、走り高とびをはじめて、まだ三か月ぐらいしか経《た》っていないのですから。

代表に選ばれた時点で、シドニーパラリンピックまで、たったの四か月しかありませんでした。じつは、ぼくらは、四年後のアテネパラリンピックをめざして準備《じゅんび》をしていたので、予定が大きくくるいました。

でも、せっかくつかんだチャンスに、鈴木くんとぼくは、

「やるしかない」

と、腹《はら》をくくり、新たな目標に向かって、準備を急ぐことにしたのです。

走り高とびの義足《ぎそく》づくり

走り高とびの義足づくりは、それまで短距離《たんきょり》を走るための義足しか作ってこなかったぼくにとって、暗やみのなかを手さぐりで進むようなものでした。そのころの日本には、義足のジャンパーもいなければ、お手本にする義足も本も、なにもなかったのです。

まさに、ゼロからのスタート。

それでも、走る義足づくりをしてきた経験《けいけん》をいかし、鈴木《すずき》くんと二人三脚《ににんさんきゃく》で高くとぶための義足づくりをしていきました。

まず、義足のなかでもっとも大事なソケットを、鈴木くんの足に合うよう、何度も作りかえました。たくさんトレーニングをしているうちに、筋肉《きんにく》が発達するので、ソケットのサイズがかわってしまうのです。ソケットは、足と義足をつなぐ役目をしますから、ここがぴったり合わないと、足に力が入りません。また、はいている義足《ぎそく》を、本格的《ほんかくてき》なスポーツ用の板バネにかえるかどうかも、悩《なや》みました。このころ鈴木《すずき》くんがはいていた義足は、スポーツにも日常生活《にちじょうせいかつ》にも使える義足でした。スポーツ専用《せんよう》の「チータ」という板バネをはけば、ジャンプする前の助走で、スピードに乗ることができます。

ただ、よくはずむぶん、コントロールがむずかしいという問題もありました。まっすぐに走るのとちがい、走り高とびの場合、もし、うまくコントロールできなければ、肝心《かんじん》のジャンプのとき、思わぬ方向へとんでいってしまう可能性《かのうせい》があります。

このとき、パラリンピックまで、あと三か月になっていました。

この土壇場《どたんば》で、使いなれた義足から、使ったことのない義足にかえるのは、危険《きけん》なかけ。

義足をかえるべきか、やめるべきか。鈴木くんとぼくは、何度も話しあったすえ、思いきって義足《ぎそく》をかえることに、挑戦《ちょうせん》しました。

義足は選手の人生を左右する

チータの調整は、思った以上にむずかしい作業となりました。

「どうすれば、うまく、チータを使いこなせるのか？」

鈴木《すずき》くんもぼくも、頭のなかは、チータのことでいっぱい。

しかし、ぼくには生活用の義足を作る〝本業〟があります。ぼくの義足を待っている患者《かんじゃ》さんは、ほかにもおおぜいいるのです。日中は、いつもどおり生活用の義足づくりをし、夜の時間を鈴木くんの義足づくりにあてました。

鈴木くんも、日中はトレーニングや大学の勉強があります。そして、夜になるとぼくのところにやってきて、話しあいながら調整をつづけていきました。

作業は十時や十一時におよぶことも、しょっちゅうでした。時間が足りないときは、休みの日も使いました。このときのぼくには、休む時間がありませんでした。

そんな生活をつづけるうちに、いつのまにか、つかれがたまっていたのでしょう。ある日、ぼくは会社帰りの駅のホームで、たおれてしまいました。原因《げんいん》は、つかれからくる貧血《ひんけつ》でした。ふだんは、かぜもひかない、じょうぶな体なのに。これにはぼく自身が、一番おどろきました。

それでも、仕事は休めませんでした。鈴木《すずき》くんの義足《ぎそく》づくりは、会社もみとめてくれていましたが、ぼくがやりたくてやっていること。もちろん、大切な仕事のひとつですが、そのために会社を休んで、生活するための義足を作る仕事が滞《とどこお》ってしまっては、待っている人に迷惑《めいわく》をかける。それはできません。

たおれたつぎの日も、ぼくはいつもどおり会社へ行き、朝から夕方まで患者《かんじゃ》さんの義足づくりをし、夜にはまた、鈴木くんの義足づくりに精《せい》を出しました。

なぜそこまでやるのか、まわりから見れば、ふしぎだったかもしれません。

でも、競技《きょうぎ》にかける鈴木《すずき》くんの、真剣《しんけん》な姿《すがた》を見ていると、

「ぼくも、絶対《ぜったい》に手を抜《ぬ》かないぞ。鈴木くんの、どんな要望にもこたえたい」

と、思わずにはいられませんでした。選手にとって義足《ぎそく》が、競技の成績《せいせき》を左右する道具であることは、まちがいありません。でも、それだけではないと、ぼくは思っています。人生そのものが大きくかわる、生命線なのです。長年アスリートとかかわっていると、そんなふうに感じ、いつだって、精一杯《せいいっぱい》義足づくりにとりくもうという気持ちにさせられます。

いざ、シドニーパラリンピックへ！

二〇〇〇年十月十八日、ついにシドニーパラリンピックが開幕《かいまく》しました。シドニーは、コアラで有名なオーストラリアにある都市です。

鈴木くんも、ぼくも、つかれはたまっていたけれど、はじめてのパラリン

ピックに、とてもワクワクしていました。先に日本を出発した鈴木《すずき》くんを追いかけるように、あとからシドニーに入ったぼくは、すでにはじまっていたパラリンピックの規模《きぼ》の大きさに、おどろきました。

陸上競技《りくじょうきょうぎ》がおこなわれる会場は、十月一日《ついたち》に終わったばかりのオリンピックでも使われた、「オリンピック・スタジアム」という競技場でした。オリンピックとパラリンピックの開会式と閉会式《へいかいしき》も、ここでおこなわれました。

ぼくはそれまでにも選手の応援《おうえん》で、日本の競技場をいくつかおとずれていましたが、それらとはまったく、くらべものにならない、りっぱな会場でした。

「さすが、世界最高の舞台《ぶたい》だな」と、ぼくは感心しました。

そんなパラリンピックならではの、はなやかな雰囲気《ふんいき》におどろいたのは、鈴木くんも同じでした。鈴木くんは、会場の空気にすっかりのまれていたのです。

選手のことを第一に

鈴木《すずき》くんが、パラリンピックの雰囲気《ふんいき》に圧倒《あっとう》されたのも、無理はありません。陸上競技《りくじょうきょうぎ》をはじめて一年もしないうちに日本代表に選ばれ、なれないテレビの取材もうけて、いつも以上に神経質《しんけいしつ》になっていたのです。

とくに、義足調整《ぎそくちょうせい》の注文は増《ふ》えました。そのなかには、あきらかに必要ないと思うものもありました。けど、せっぱつまったとき、なにかにたよりたくなる気持ちは、だれだって同じです。

ぼくは、鈴木くんの気がすむように、注文をいったん聞いて、その調整はやらないほうがいいと判断《はんだん》したときは、調整するふりだけして、そのまま義足をわたしました。ぼくが話を聞いてあげることで選手の気持ちが落ちつくのなら、そうしてあげたいと思ったからです。

このことを、パラリンピックが終わったあとに放送されたテレビ番組で知った鈴木《すずき》くんは、「臼井《うすい》さんには、やられた！」と、笑っていました。

夢《ゆめ》の舞台《ぶたい》に立って

鈴木くんの出番は、十二日間にわたるシドニーパラリンピックの最終日にやってきました。

ぼくは、フィールドに立った鈴木くんを、スタンドからながめながら、「夢を見ているようだ」と、感激《かんげき》していました。

であってから、まだ一年も経《た》たない鈴木くんと、こうしてパラリンピックに参加しているなんて、奇跡《きせき》としか言いようがありません。

鈴木くんの緊張《きんちょう》は、遠くから見てもわかりました。体がかたくなっているせいか、いつもの、のびやかなジャンプが見られません。

本来の実力を出しきれなかった鈴木《すずき》くん。記録は、自己《じこ》ベストの一メートル八十五センチにおよばない、一メートル七十八センチで六位という結果でした。

ぼくは試合のあと、健闘《けんとう》をたたえて、鈴木くんとあくしゅをかわしましたが、本人は、とてもくやしそうな顔をしていました。たしかに、のぞみどおりの結果ではなかったかもしれません。けれど、かぎられた時間のなかで、やれることは精一杯《せいいっぱい》やりました。ふたりでつみあげてきたものの大きさに、なんらかわりはないのです。

「記録を出せなくて、すみません」

と、肩《かた》を落とす鈴木くんに、ぼくは、

「もっと、いい義足《ぎそく》を作るからさ」

と、約束しました。

コラム 6

パラリンピックってなに？

パラリンピックとは、「パラレル（もうひとつの）」と「オリンピック」を合わせた言葉で、オリンピックのあとに、同じ場所でおこなわれる、身体障《しんたいしょう》がい者のスポーツ大会です。

2016年リオデジャネイロ夏季大会は22競技《きょうぎ》、2018年平昌《ピョンチャン》冬季大会は6競技がおこなわれます。このなかには、パラリンピック独自《どくじ》の種目もあります。日本ではあまり知られていなくても、迫力《はくりょく》があり、海外では人気のスポーツもあります。

日本でも、体験会がおこなわれていたり、観戦者が集まったりする大会もあります。どの種目も間近《まぢか》でみられて、とってもおもしろいですよ！

2016年9月7日から18日に行われる、リオデジャネイロ大会の競技種目	
アーチェリー	ボート
陸上競技 りくじょうきょうぎ	セーリング
ボッチャ	射撃 しゃげき
カヌー	シッティングバレーボール
自転車	水泳
馬術 ばじゅつ	卓球 たっきゅう
5人制サッカー ごにんせいさっかー	トライアスロン
7人制サッカー	車いすバスケットボール
ゴールボール	車いすフェンシング
柔道 じゅうどう	ウェルチェアラグビー
パワーリフティング	車いすテニス

四年後のアテネに向けて

シドニーパラリンピックが終わってすぐ、鈴木《すずき》くんとぼくは、四年後のアテネパラリンピックの準備《じゅんび》にとりかかりました。気が早いと思われるかもしれませんが、もともとぼくたちは、二〇〇四年のアテネパラリンピックをめざしていたし、シドニーパラリンピックの熱がさめないうちに、つぎの作業をはじめたいという気持ちがありました。

それに、シドニーパラリンピックで味わった、にがい経験《けいけん》から、四年という時間は、それほど長くないことにも気づいていました。

スポーツでも、ビジネスでも、勝負の世界で生きている人間は、つねにつぎのことを考えているものです。ぼくが義足《ぎそく》を作っている選手たちも、レースでいいタイムが出たり、優勝《ゆうしょう》したりしても、よろこぶのは一瞬《いっしゅん》で、すぐ、つぎのことに頭をきりかえます。

ぼくも、もともと感情《かんじょう》を表に出すのが得意じゃないこともあって、よろこんでもすぐに、義肢装具士《ぎしそうぐし》としてやるべきことが頭に浮《う》かんでしまいます。

そして、選手とその場で、

「明日《あす》、さっそく義足を調整しよう」

「あそこは、もっと、こうしてみようか」

などと、相談をはじめるのです。

鈴木《すずき》くんとぼくも、いつもそんな感じで、鈴木くんはベストなジャンプを、ぼくはベストな義足をさがして、話しあいをしていました。

そして、シドニーパラリンピックから、およそ二年後の二〇〇二年四月、鈴木くんは、はじめて一メートル九十センチをとびました。しかも、ふたつの大会で、連続で成功したのです。たまたま運よく記録が出たのではなく、大会でそれだけのジャンプができる、実力がついてきたという証拠《しょうこ》でした。

二メートルジャンプに刺激《しげき》を受ける

アスリートとして伸《の》びざかりの鈴木《すずき》くんは、ある大会で、二メートルをとぶ義足《ぎそく》ジャンパーにであいます。十八歳《さい》のジェフ・スキバという、アメリカの選手です。

スキバ選手は、身長一メートル九十センチをこえる大男で、鈴木くんと同じ、下腿義足《かたいぎそく》をはいていました。そして、その義足は、本格的《ほんかくてき》なスポーツ用の板バネではなく、鈴木くんがシドニーパラリンピック前にはいていた、スポーツも日常《にちじょう》生活もできる義足でした。

鈴木くんは、生活用の義足で二メートルをとんでしまうスキバ選手にすっかり刺激を受け、自分も板バネでなく、もとの義足でとびたいと言いだしました。

それを聞いたぼくは、鈴木くんのアイデアに賛成《さんせい》しかねました。なぜなら、スキバ選手と鈴木《すずき》くんでは、もともとの体格《たいかく》がちがうからです。体格がちがえば、体の筋肉量《きんにくりょう》もちがい、ジャンプ力にも差が出ます。スキバ選手よりも十センチ近く身長の低い鈴木くんが、スキバ選手のまねをしても、同じように記録が出るとはかぎらないと、ぼくは思いました。

でも、そのことは鈴木くんには言いません。本人がやりたいようにやってもらうのが一番だからです。

鈴木くんにかぎらず、ぼくはだれにでもそうで、こちらの意見を押《お》しつけたり、頭ごなしにダメだと言ったりしません。なにごとも、人にやらされるのではなく、自分からやれば、たとえ失敗したとしても、結果をちゃんと受けとめ、別のやりかたで前に進むことができるからです。ぼくは、選手のトレーナーではなく、義肢装具士《ぎしそうぐし》です。選手が自分の力で進んでいけるようにサポートすることが、ぼくの役割《やくわり》なのです。

アテネ本番、はたして結果は？

鈴木《すずき》くんは結局、板バネから、もとのタイプの義足《ぎそく》にかえ、アテネパラリンピックにのぞみました。結果は一メートル八十センチ。四年前のシドニーパラリンピックと同じ、六位でした。一方、スキバ選手は、銀メダル。

思いきって義足をかえたというのに、四年前から、たった二センチしか伸《の》びないなんて……。

鈴木くんは、期待をうらぎられて落ちこみ、アテネパラリンピックのあとは、練習をやめてしまいました。

そういうときも、ぼくは、競技《きょうぎ》をつづけたほうがいいとも、やめたほうがいいとも言いません。義足のことは、いくらでも話を聞いて答えることができるけれど、競技のことは、本人が決めるしかないからです。

二メートルの大ジャンプ！

鈴木《すずき》くんは、二か月ほどして、ふたたび練習をはじめました。スキバ選手の二メートルジャンプを、忘《わす》れることができなかったそうです。義足《ぎそく》は、スポーツ用の板バネに戻《もど》しました。

そして、つぎなる目標、二〇〇八年北京《ペキン》パラリンピックをめざし、ジャンプのふみきりを基礎《きそ》から学びなおそうと、専門《せんもん》のコーチのもとで練習にはげみました。

その成果があらわれたのが、二〇〇五年。たてつづけに記録を伸《の》ばした鈴木くんは、二〇〇六年十月に、それまでずっと目標にしてきた二メートルの大ジャンプに成功し、あのスキバ選手とならぶ、世界でたったふたりの二メートルジャンパーになったのです。

応援《おうえん》しながら、鈴木《すずき》くんのジャンプをビデオにとっていたぼくは、鈴木くんの体がふわりと宙《ちゅう》に浮《う》いた瞬間《しゅんかん》、「まさか！」と思いました。体と義足《ぎそく》が完全に一体となり、義足が体の一部になったように見えたのです。

この大ジャンプにぼくは、

「北京《ペキン》パラリンピックまで、あと二年しかない。やることは山のようにあるぞ」

と、気持ちがふるいたちました。

北京に向けて、新たな挑戦《ちょうせん》

北京パラリンピックまでに解決《かいけつ》すべきことのひとつに、板バネのコントロールがありました。前にもお話ししたように、板バネは、とてもよくはずむため、はねかえってくる力をおさえるのがたいへんなのです。

とくに、走り高とびでは、助走からジャンプに入るふみきりで、いったん力をためます。このときに板バネをいかにコントロールできるかが、ジャンプのできを左右します。また、助走も、ただまっすぐ走るのではなく、急カーブをえがいて走るため、むりなくカーブをまがれる、びみょうな板バネのかたむきが必要でした。

そこで、ぼくは板バネの底の外側に、ウレタンという、弾力《だんりょく》のある素材《そざい》をはりつけ、少しだけ内側に角度のついたもの、中くらいの角度のついたもの、うんと角度がついたものの三パターンを用意しました。そして、それを鈴木《すずき》くんにはいてもらい、何度も練習でためしました。

なかなかいい角度が見つからず、「いったい、正解《せいかい》はどれなんだろう?」と、ふたりでとほうにくれたこともあります。でも、ぼくたちふたりの気持ちは、ひとつになっていたので、どんなに苦しくても、いっしょに乗りこえることができました。

もちろん、ときには意見が食いちがうことだってありました。でも、けんかにはなりませんでした。ぼくは鈴木《すずき》くんを、競技《きょうぎ》のプロフェッショナルとして尊敬《そんけい》していましたし、鈴木くんもぼくを、義足《ぎそく》づくりのプロフェッショナルとしてみとめてくれていたからです。いっしょに歩むなかで、ぼくたちは、あつい信頼関係《しんらいかんけい》をきずいていました。

北京《ペキン》パラリンピック開幕《かいまく》

二〇〇八年九月六日《むいか》、ついに北京パラリンピックが開幕しました。鈴木くんとぼくにとって、三度目のパラリンピックです。

鈴木くんは、じまんの二メートルジャンプを武器《ぶき》に、

「今度こそ、メダルをとる」

という意気ごみで北京に乗りこみました。

ところが、このとき鈴木《すずき》くんは、ひざのこしょうをかかえていました。走り高とびの選手がかかりやすい「ジャンパーズ・ニー」とよばれるものです。調子がいまひとつのなか、むかえた本番。やはり本来の力を発揮《はっき》できず、一メートル九十三センチで、五位という結果に終わりました。

このとき、あのスキバ選手は、二メートル十一センチをとんで金メダル。アテネのときと同様、四年に一度しかないパラリンピックで、ベストなジャンプをすることが、いかにむずかしいかを、鈴木くんとぼくは思いしらされました。

ロンドンでメダルをめざす

シドニー、アテネ、北京《ペキン》と、三大会連続でパラリンピックに出場した鈴木くん。待望のメダル獲得《かくとく》を目標にかかげ、二〇一二年ロンドンパラリンピックをめざすことになりました。

ところが、北京《ペキン》パラリンピックのすぐあとに、鈴木《すずき》くんの競技生活《きょうぎせいかつ》をサポートしていたメインスポンサーの会社が倒産《とうさん》してしまいます。

練習にかかる費用や、試合で海外へいく遠征費《えんせいひ》などは、スポンサーのサポートによってまかなわれていたため、鈴木くんは、それらの費用を自分で負担《ふたん》しなければならなくなったのです。そのため、運送会社で荷物のしわけをするアルバイトをするようになりました。

鈴木くんにかぎらず、障《しょう》がい者スポーツの選手たちの多くは、はたらきながら競技をしています。はたらくところがあれば、まだいいほうで、それさえも見つからない選手が少なくありません。

鈴木くんのように、スポンサーがつく選手はひとにぎりで、それは鈴木くんが、競技者として高く評価《ひょうか》されている証《あかし》でもありました。

二〇〇九年になると、鈴木くんをサポートしたいという新たなスポンサーがあらわれました。さらに、駿河台大学《するがだいだいがく》のハンドボール部から、監督《かんとく》をやってくれないかという誘《さそ》いもありました。その誘いを受けたこともあって、アルバイトはしなくてよくなりました。

北京《ペキン》パラリンピックのときに苦しめられたジャンパーズ・ニーも、治療《ちりょう》の効果《こうか》がじょじょにあらわれ、二〇一一年には痛《いた》みが消えて、練習に打ちこめる体に戻《もど》りました。

どんなことがあっても、絶対《ぜったい》にへこたれない鈴木《すずき》くん。

「世界でたたかうトップアスリートには、競技《きょうぎ》の才能《さいのう》だけでなく、努力する才能もそなわっているのだな」

と、ぼくはいつも、その精神力《せいしんりょく》の強さに、ほとほと感心します。

ロンドン、そしてリオへ

ぼくらにとって、四度目の挑戦《ちょうせん》となるパラリンピックは、イギリスのロンドンで、二〇一二年八月二十九日に開幕《かいまく》しました。

ロンドンは、パラリンピックが誕生《たんじょう》した場所とあって、これまで経験《けいけん》したどの大会よりも、多くの観客で盛《も》りあがりました。

「今度こそメダルを」という思いでとんだ、鈴木《すずき》くんの渾身《こんしん》のジャンプは、一メートル九十八センチ。期待していた二メートルをこえることができず、メダルまであと一歩の、四位でした。

初出場のシドニーと、つぎのアテネで六位。北京《ペキン》で五位、そしてロンドンで四位と、着実に順位を上げてはいるものの、メダルのかべは想像《そうぞう》以上にあつく、鈴木くんとぼくは、また四年後をめざすことになりました。

そして、二〇一六年の今年、またパラリンピックイヤーがやってきました。

今度の舞台《ぶたい》は、日本のまうらにある、ブラジルのリオデジャネイロ。飛行機で三十時間近くかかる、遠い町です。

三十歳《さい》をすぎて、すっかりベテランになった鈴木くんは、今年五月、そのリオデジャネイロで開かれた世界大会で、二メートル二センチの大ジャンプを披《ひ》露《ろう》しました。これがアジア新記録となって、リオデジャネイロパラリンピック出場のきっぷを手に入れました。

十九歳《さい》で走り高とびをはじめて、これほど長く競技《きょうぎ》をつづけ、いまだに自己《じこ》ベストを伸《の》ばしている選手は、世界にもそういません。足をうしなっても、スポーツへの情熱《じょうねつ》をうしなわず、何度かべにぶちあたっても、試練に立ちむかってきた鈴木《すずき》くん。長い競技生活のなかで、すっかり義足《ぎそく》のあつかいにもなれ、いまでは、むずかしい調整をのぞいては、ほとんどひとりでやっています。かれが競技をつづけるかぎり、ぼくは、もっともっと、いいスポーツ義足を作りたいと思うのです。

鈴木徹《すずきとおる》さんのお話

「臼井《うすい》さんとは、あつい信頼《しんらい》でむすばれています」

ぼくが、はじめて臼井《うすい》さんに会ったのは、高校を卒業した一九九九年の六月。まだ十八歳《さい》でした。本当だったら、大学に通っているはずだったのに、三月に交通事故《こうつうじこ》にあい、右足のひざ下を切断《せつだん》する手術《しゅじゅつ》を受けました。それから二か月間、病院に入院していたのです。

足をうしなったことはショックでしたけど、ぼくはハンドボールの選手だったので、どうすればまたハンドボールができるか、入院中は、そればかりを考えていました。

手術をしてくれたドクターや看護師《かんごし》さんに相談したところ、義足《ぎそく》があればスポーツもできるようだとわかり、スポーツ用の義足《ぎそく》づくりは、東《とう》京《きょう》にある鉄道弘済会義肢装具《てつどうこうさいかいぎしそうぐ》サポートセンターの臼井二美男《うすいふみお》さんという人が信頼《しんらい》できると、教えてもらいました。

それを聞いたぼくは、いてもたってもいられず、父と母にたのんで、退院《たいいん》したその日に山梨《やまなし》から車で、東京の臼井さんに会いにいったのです。

臼井さんの印象は、顔がこくて、ギャグばっかり言う、おもしろいおじさん。

「この人に義足を作ってもらえば、またハンドボールができるんだ」

と、ぼくは希望にあふれていました。

ところが、ぼくの担当《たんとう》になったのは、別の義肢装具士《ぎしそうぐし》さんで、受付の看護師《かんごし》さんからは、

「臼井さんはいそがしいから」

と言われました。その言葉に、とてもがっかりしたのをおぼえています。

でも、それから一か月もしないうちに、臼井《うすい》さんがぼくの義足《ぎそく》を作ってくれることになりました。そこから臼井さんとぼくの義足の歴史がはじまりました。

どうしてもスポーツがやりたいというぼくに、

「走ってみない？」

と、さりげなくすすめてくれたのは、臼井さんです。ヘルスエンジェルスに連れていってもらい、はじめて義足で走りました。

臼井さんは、無理になにかをすすめたり、頭ごなしにやりなさいと言うことは、いっさいありません。怒《おこ》りもしないし、おおげさにほめてくれることもなく、いつもたんたんとしています。

逆《ぎゃく》に、ぼくのほうが若《わか》いこともあって、思いどおりにいかないとイライラしたり、わがままを言ったりして、臼井さんを困《こま》らせていたと思います。

とくに、シドニーパラリンピックのときは、気持ちにゆとりがありませんでした。いつもなら気にならないことが気になったり、義足《ぎそく》のソケットが痛《いた》く感じたりして、何度も臼井《うすい》さんに調整をお願いしました。

それでも臼井さんは、いやな顔ひとつせず、

「そうかあ」

と言って、義足を直してくれました。

でも、あとから、じつはなにもいじっていなかったと知って、「さすが、臼井さんだな」と、おかしくなりました。

そんな臼井さんは、「アスリートの義足づくりといえば、臼井さん」と言われるほどの有名人です。それなのに、少しもえらそうにせず、いつも選手のかげにかくれて、仕事にてっしています。

それが、とてもかっこよく、尊敬《そんけい》しているところです。

臼井さんとのおつきあいは、十八年目になりました。

その間には、数えきれないほどの苦しいことと、うれしいことがあって、ぼくのそばには、いつも臼井《うすい》さんがいてくれました。ぼくたちは、とてもあつい信頼《しんらい》でむすばれていると思います。

いまは、ぼくも義足《ぎそく》の調整をかなりおぼえて、臼井さんの手を、あまりわずらわせることがなくなりました。そのぶん、今度は若《わか》い選手のために、臼井さんの大切な時間と手間を使ってほしいと思います。

そして、ぼくは、五度目の挑戦《ちょうせん》となるリオデジャネイロパラリンピックで、今度こそメダルを手にして、臼井さんにプレゼントしたいです。

いつもとかわらず、

「おめでとう」

と、ぼそっと言って、てれくさそうに笑う臼井さんの顔が思いうかびます。

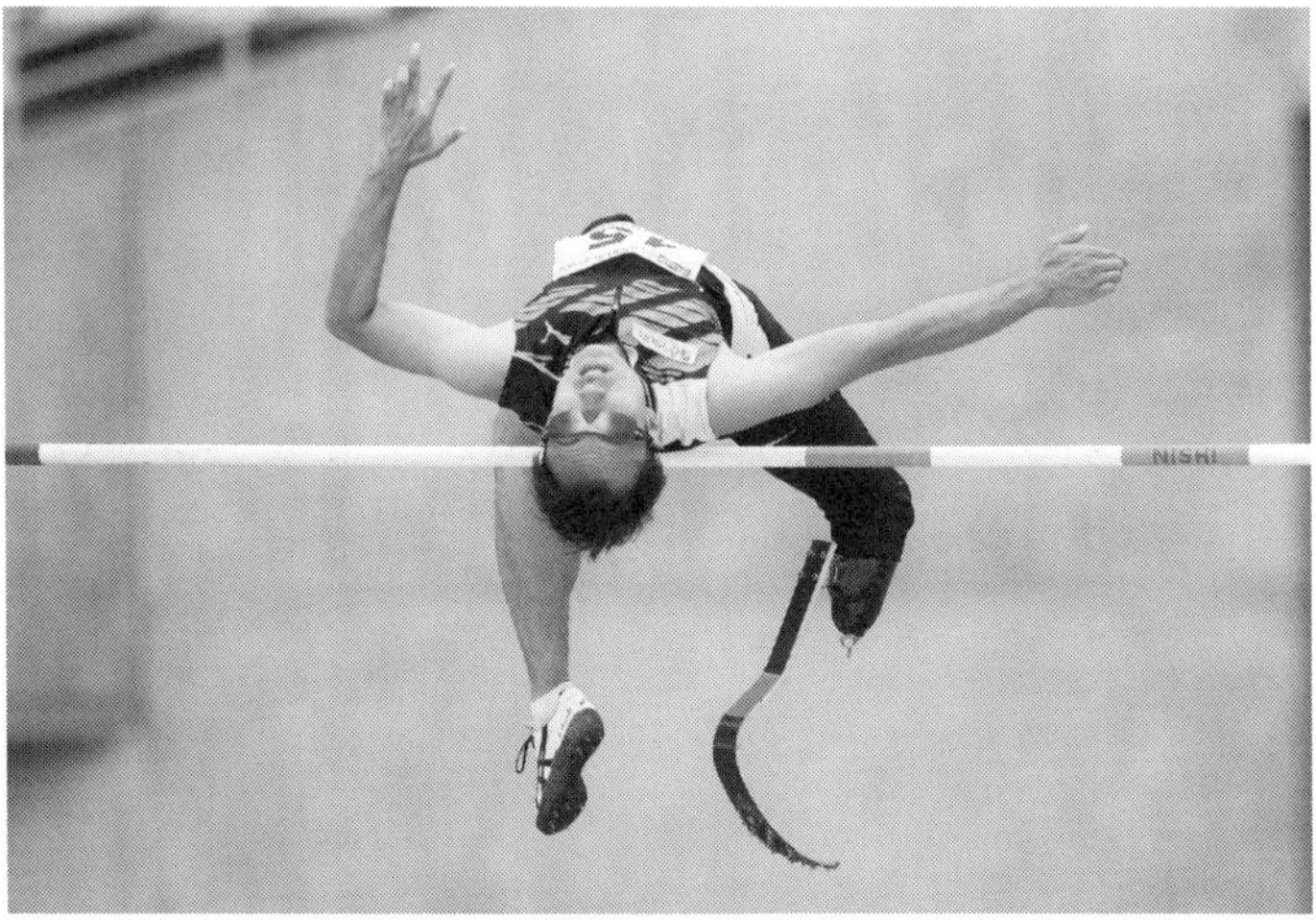

2015年度、日本《にほん》パラ陸上競技選手権大会《りくじょうきょうぎせんしゅけんたいかい》での、鈴木選手《すずきせんしゅ》の跳躍《ちょうやく》。

トライアスロンの義足《ぎそく》を作る

ぼくは、ずっと、陸上の一〇〇メートルや走り幅《はば》とび、走り高とびなどの義足を作ってきました。それが最近になって、トライアスロンという、新しいジャンルのスポーツ義足も作るようになりました。いま、ぼくが担当《たんとう》しているトライアスロンの選手は、五人ほどいます。

みなさんは、トライアスロンを知っていますか？「鉄人レース」ともいわれるほど、ハードな競技《きょうぎ》で、はじめに水泳、つぎに自転車、最後にランニングをして、合計タイムをきそいます。

トライアスロンの世界では、水泳を「スイム」、自転車を「バイク」、ランニングを「ラン」とよぶので、ここでもそうすることにしましょう。

手足を切断《せつだん》した人や、まひした人、目の見えない人が出場するのはパラトライアスロンといって、リオデジャネイロパラリンピックで、はじめて正式競技《せいしききょうぎ》になりました。

レースの距離《きょり》は、スイム七五〇メートル、バイク二〇キロ、ラン五キロをあわせた二五・七五キロ。そのなかで、義足《ぎそく》をはいて走るバイクとランは、それぞれに専用《せんよう》の義足があります。スイムは義足をはずして、海や川、みずうみなどを泳ぐので、義足は必要ありません。

トライアスロンで、ぼくがむずかしいと思うのは、トランジションとよばれる、三つの種目のつなぎめです。

最初のトランジションは、スイムが終わったあと。自分のバイクが置いてあるトランジションエリアまで、義足なしで移動《いどう》し、バイクのところについたら、バイク用の義足をはいて、コースへ出ていくのです。そして、バイクが終わったら、ふたたびトランジションエリアに戻《もど》り、今度はバイク用の義足からラン用の義足にはきかえ、またコースへ出ていきます。

ほかにもトランジションでは、スイムで着たウエットスーツをぬいだり、バイク用のヘルメットをかぶったりと、細かい動作がいくつかあって、そこに時間をかけてしまうと、順位が落ちてしまいます。だから、トランジションをいかに短時間ですませるかは、とても重要。

義足《ぎそく》も、ぬいだりはいたりしやすいよう、工夫をしなくてはなりません。

十八年ぶりに走った秦《はた》さん

ひとつだけでもたいへんなのに、三つの種目をいっぺんにやるトライアスロン。しかも、義足をはいて長い距離《きょり》を走るハードさは、なみたいていではありません。

ぼくが義足を作っている選手に、秦由加子《はたゆかこ》さんというアスリートがいます。

秦さんは、十三歳《さい》のとき骨肉腫《こつにくしゅ》で、右足を太ももから切断《せつだん》しました。もともとサポートセンターで生活用の義足《ぎそく》を作っていたので、ぼくも秦《はた》さんも、おたがいを知っていました。ただ、そのころ秦さんの義足は、ぼくではない、別の義肢装具士《ぎしそうぐし》が作っていました。

秦さんはトライアスロンの前に、水泳でパラリンピックをめざしていました。でも、通っていたスイミングクラブに有名なトライアスロンのチームがあって、そこで練習をしている選手たちがあまりにも楽しそうなので、トライアスロンをやってみたくなったそうです。そんな秦さんから、

「義足で走りたいんです」

と相談があったのは、二〇一二年の冬。

「ヘルスエンジェルスの練習会に出てみたい」と言ったのも、秦さんのほうからでした。ぼくは、大歓迎《だいかんげい》で、さっそく秦さんに板バネをつけて走る体験をしてもらいました。そのときの秦さんは、

「走るのは、十八年ぶりです。義足になってから走ったことなんてなかったか

ら」

と、聞かせてくれました。

その走りは、とてもゆっくりだったけれど、冷たい風をほおに受けて走る姿《すがた》は、とても気持ちよさそうでした。

大腿義足《だいたいぎそく》へのこだわり

秦《はた》さんに作っているのは、バイク用とラン用の大腿義足です。大腿義足といえば、ぼくがはじめて作った走れる義足が大腿義足でした。ためしばきしてくれた柳下孝子《やぎしたたかこ》さんのことは、第二章でお話ししたとおりです。

それから、ヘルスエンジェルスの最初のメンバーだった石橋政昭《いしばしまさあき》さんも、大腿義足でした。

そして、もうひとり、忘《わす》れてはならないのが、アメリカのサラ・レイナートセン選手。サラ選手の、なめらかで美しい走りを目標に、ぼくは義足《ぎそく》づくりをはじめたのです。

「秦《はた》さんの大腿《だいたい》義足《ぎそく》には、ぼくの経験《けいけん》を、思うぞんぶんそそぎこめるぞ」

と、ひそかに力が入りました。

ただし、トライアスロンのランは、五キロという長い距離《きょり》を走るし、バイクも二〇キロあります。それまで、短距離用の義足しか作ったことのないぼくは、そこをクリアできるかどうか、心配でした。

とくにバイクは、足のつけ根やひざの関節がたえまなく動くため、動きがスムーズでなくてはならないし、長時間たえられるよう、じょうぶでなくてはなりません。

鈴木《すずき》くんの走り高とびの義足づくりも、むずかしい挑戦《ちょうせん》でしたが、トライアスロンの義足づくりもまた、むずかしく、やりがいのある挑戦となりました。

いかに軽く作るかがカギ

トライアスロンの義足《ぎそく》づくりをはじめてみると、バイクがポイントになることがわかりました。

一番は、いかに義足を軽くできるか。

義足が軽ければ、そのぶん少ない力で前へ進むことができるからです。そこでぼくは、あの手この手で、義足を軽くする工夫をはじめました。

選手のことを考えると、あまりお金はかけられないので、残った義足のパーツや材料をフル活用しています。スポーツ用義足は生活用義足とちがい、国の補助金《ほじょきん》が出ないので、ふだんからとっておいたパーツや材料を、できるかぎり再利用《さいりよう》して、一足を安くしあげる工夫をしているのです。ひざつぎ手《て》や板バネなど、あまりにもいろいろなものが出てくるので、よく選手からおどろかれます。

秦《はた》さんの大腿義足《だいたいぎそく》づくりも、できるだけお金をかけず、知恵《ちえ》と工夫をこらしています。さいわいトライアスロンは、義足スポーツのなかでも新しい競技《きょうぎ》で、データを集めるのに役だつため、鉄道弘済会《てつどうこうさいかい》の研究費が使われています。それでも、新しい部品や、軽くてじょうぶなカーボンファイバーを簡単《かんたん》に使うことはできません。

たとえば、ひざの動きをよくしたいからといって、新品のひざつぎ手《て》を買えば、ざっと三十万円ぐらいしてしまいます。だから、まずは足部《そくぶ》をかえて、つぎにひざつぎ手、そしてソケットというように、少しずつ改良を重ねていくのです。

自分で考える選手は強くなる

ふだんはあまり、緊張《きんちょう》したり、どきどきしたりしないぼくですが、秦《はた》さんのレースのときは、ずっと、はらはら、どきどきしっぱなしです。なぜなら、競《きょう》技場《ぎじょう》のトラックでおこなう陸上とちがい、トライアスロンは、スタートしてコースに出てしまうと、とちゅう経過《けいか》が見えないからです。

そのため、義足《ぎそく》がこわれていないか、ソケットがぬげたりしていないか、秦さんがゴールするまで気が気じゃありません。

実際《じっさい》、二〇一五年に横浜《よこはま》でおこなわれた世界大会のとき、秦さんの義足が、ゴールまであと一〇〇メートルというところで、ぬげてしまったことがありました。すぐそばで応援《おうえん》していたぼくは、ショックで心臓《しんぞう》が口からとびでそうになりました。ほかにもいろいろなアクシデントがあって、ひやひやしますが、そのたび秦《はた》さんは失敗をいかし、ぐんぐん成長しています。

ぼくが思うに、成長して強くなる選手というのは、ものごとを自分で考えることができる選手です。

たとえば秦さんも、義足《ぎそく》のことをぼくにまかせっきりにしないで、自分より強い外国人選手の義足を、レースのときに写真にとって、ぼくに見せてくれたりします。わからないことがあるときには、質問《しつもん》や相談の内容《ないよう》がとても具体的で、こちらもポイントをおさえて説明することができます。

秦さんと話していると、

「この人はふだんから、いろいろなことを考えているな」

ということが、よくわかります。

だから、ぼくも、秦さんのような選手のためなら、夜おそくまで作業をしても苦にならないし、鉄道弘済会《てつどうこうさいかい》としても、秦さんの義足づくりに、研究費を出すかいがあります。秦さんなら、義足づくりの発展《はってん》のために、なにかを残してくれるだろうと期待しているのです。

こんなふうに、まわりの人に応援《おうえん》してもらえる選手は、いつだって真剣《しんけん》で、熱意あふれる人なのです。

結果は選手のもの

秦《はた》さんにかぎらず、ぼくは、選手のすべてを手助けするわけではありません。なにからなにまで手伝ってしまうと、手伝ってもらうのがあたりまえになって、ひとりでなにもできなくなってしまうかもしれません。それで記録が伸《の》びたとしても、それは一瞬《いっしゅん》のことで、その人の本当の強さにはならない気がします。本当のたくましさは、自分で考え、行動するなかで、みがかれるのではないでしょうか。

記録が伸びたとか、パラリンピックの日本代表に選ばれたとかは、選手本人ががんばったからで、ぼくのおかげではないとも思っています。ぼくは、ただ、義肢装具士《ぎしそうぐし》として義足を作り、調整をしているだけです。

でも、まわりの人からは、

「臼井《うすい》さんは、自分のやっていることを、もう少し口に出したほうがいいよ」と、言われることがあります。たとえば、「昨日《きのう》は、夜中まで義足の調整をしていた」とか、「この材料を見つけるために、休みの日もさがしまわった」とか。もっと口に出さないと、ひとつの義足づくりに、どれほどエネルギーを使っているかが、義足を使う選手に伝わらないというのです。

でも、それは、できません。

だって、選手との義足づくりは、長い時間をかけてつづけていくものですし、いちいち恩着《おんき》せがましくするのは、ちがうと思うからです。一番に大切にするべきは、選手が自己《じこ》ベストを出したり、試合で勝ったりすること。だから、自分のアピールは、二のつぎでいいのです。

秦由加子《はたゆかこ》さんのお話

「臼井《うすい》さんの『大丈夫《だいじょうぶ》』がわたしの安心です」

十三歳《さい》で右足を切断《せつだん》したわたしは、病院の先生に紹介《しょうかい》されたサポートセンターで、はじめて義足《ぎそく》を作ってもらいました。それ以来、もう二十年以上、義足の調整に通っています。

わたしは、もともと水泳でパラリンピックをめざしていました。でも、二〇一二年のロンドンパラリンピックで日本代表になれず、二〇一六年のリオデジャネイロパラリンピックで正式競技《せいしききょうぎ》になることが決まっていた、トライアスロンにうつりました。

わたしはさっそく、スポーツ義足づくりで有名な臼井さんに、

＊＊＊＊＊＊＊＊＊＊＊＊＊＊＊＊＊＊＊＊＊＊＊＊＊＊＊＊＊＊＊

「バイクをこげる義足《ぎそく》と、走れる義足を作ってください」

と、お願いしました。

走る練習をするために、臼井《うすい》さんがやっているヘルスエンジェルスにも、自分から入れてくださいと言いました。もちろん臼井さんは、よろこんで引きうけてくれました。

ただ、わたしは足を切断《せつだん》してから十八年間、一度も走ったことがなかったので、走れるかどうかが不安で。それでも、まわりで走っている人のまねをしながら、ゆっくり走っていると、

「あわてなくても、大丈夫《だいじょうぶ》だよ」

と、臼井さんが声をかけてくれて、そのひとことでとても安心しました。

臼井さんは、いつもそうなのです。

「ああしたほうがいい」とか、「こうしたほうがいい」とか、自分の考えはいっさい押《お》しつけず、ただ、後ろで見ていて、わたしが助けてほし

いと思うときに、すっと手をさしのべてくれるのです。

そのときにいう言葉が、「大丈夫《だいじょうぶ》」。このひとことで、不安がふきとんでしまいます。

わたしは、臼井《うすい》さんに、とても感謝《かんしゃ》しています。臼井さんがいなければ、いま、こうして、トライアスロンはできていなかったと思います。

それと、感謝している人が、もうひとり。アメリカのサラ・レイナートセン選手です。

サラ選手は、臼井さんが、走れる義足《ぎそく》づくりをするきっかけになった人ですが、そのサラ選手が、二〇一五年にはじめて日本にやってきたとき、臼井さんに会ったのです。そのとき、臼井さんは、

「ぼくが、はじめて見た大腿義足《だいたいぎそく》のランナーは、あなただったんだよ」

と、サラ選手に告白しました。それは、とても感動的な場面で、その場にいたわたしもふくめ、三人で記念写真をとりました。

サラ選手は、わたしに、

「日本の義足《ぎそく》づくりに影響《えいきょう》をあたえたのがわたしだとしたら、今度は、あなたが日本に義足のトライアスロンを広めていく番よ」

と、言ってくれました。まさに、サラ選手がいなければ、臼井《うすい》さんは走れる義足、しかも大腿《だいたい》義足を作っていなかったかもしれません。

こうした、いくつものラッキーが重なって、わたしはいま、トライアスロンという競技《きょうぎ》をつうじて、人としても、アスリートとしても進化できているのです。

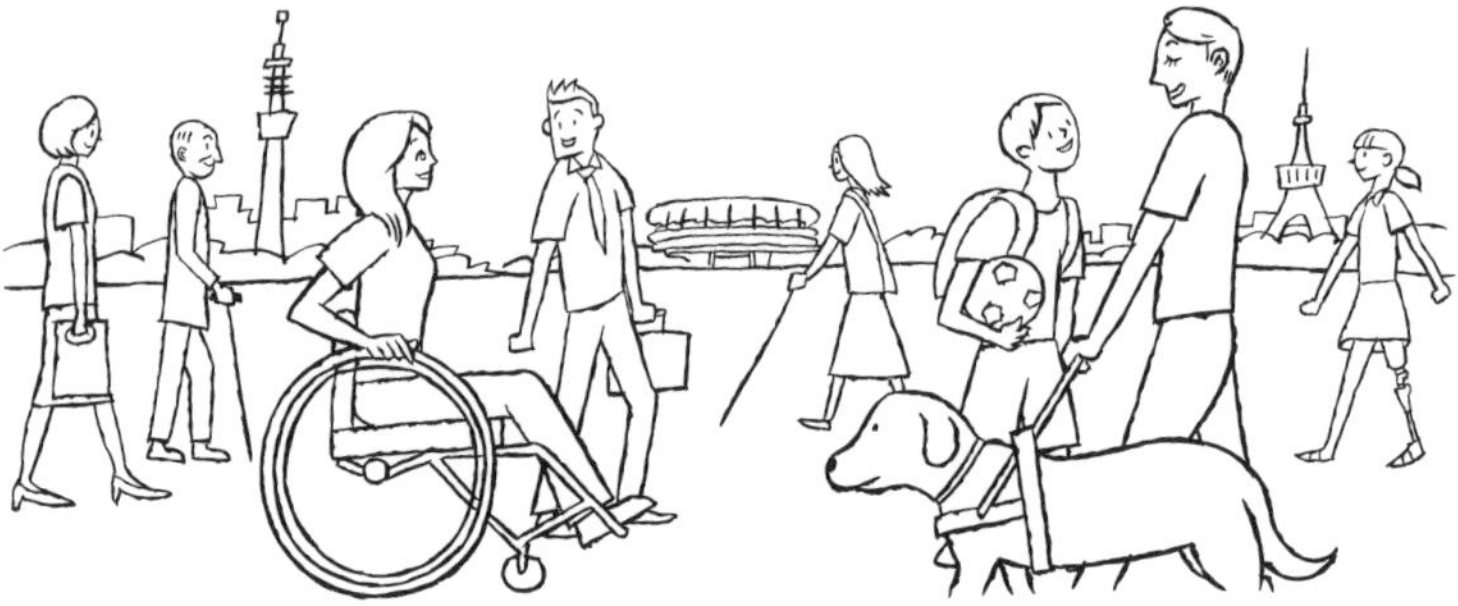

この問題は世界中で話題になり、義足の性能《せいのう》やオリンピックとパラリンピックのかき根について、考えるきっかけとなっています。

パラリンピックは、競技だけでなく、大会を開催《かいさい》する都市にもいろいろな影響《えいきょう》をもたらします。たとえば 2012 年ロンドンパラリンピックが開かれたイギリスでは、大会前とくらべものにならないほど、国民の障がい者スポーツへの関心が高まりました。障がい者全体に対する理解度《りかいど》もあがったといわれています。

また、大会に向けて、障がい者やお年寄《としよ》りが移動《いどう》しやすいように、道路や駅などが整備《せいび》されました。障がい者が外に出やすい環境《かんきょう》ができ、日常的に触《ふ》れあうことで、差別する心がなくなりつつあるそうです。

日本も、東京でパラリンピックが開かれることで、だれもが暮《く》らしやすい町や社会になることが、おおいに期待されています。

コラム7

2020年東京《とうきょう》パラリンピックと、その先の未来

2020 年のパラリンピックは東京で開かれます。東京でパラリンピックが開かれるのは、これが 2 回目。前回は 1964 年の東京オリンピックのあと、11 月 8 日から 12 日までの 5 日間でした。

パラリンピックは障《しょう》がい者スポーツの最高峰《さいこうほう》の大会といわれています。東京パラリンピックでも、新たにバドミントンとテコンドーを加えた 22 競技《きょうぎ》で、世界中のアスリートがしのぎをけずります。なかには健常者《けんじょうしゃ》のレベルにせまる実力者もいて、競技によってはオリンピックとパラリンピックの両方に出場している選手もいます。

しかし、義足《ぎそく》の選手でオリンピックに出場した選手はほとんどいません。2012 年ロンドンパラリンピックの走り幅《はば》とびで金メダルをとった、ドイツのマルクス・レーム選手を知っていますか？

かれは、健常者といっしょに出たドイツ陸上競技選手権《りくじょうきょうぎせんしゅけん》の走り幅とびで優勝《ゆうしょう》し、オリンピックのドイツ代表候補《こうほ》に名乗りをあげました。ところが、よくはずむ板バネはルール違反《いはん》ではないか、という声があがり、リオデジャネイロオリンピックへの出場がみとめられませんでした。

義足《ぎそく》づくりの技術《ぎじゅつ》をわかちあう

スポーツ用も生活用も、義足は一つひとつ、義肢装具士《ぎしそうぐし》の手作業によって作られます。そのため義肢装具士は、技術《ぎじゅつ》はもちろん、どれだけたくさんの義足を作っているか、患者《かんじゃ》さんの細かい注文に、いかにこたえられるかという、経《けい》験《けん》とカンがものをいいます。ぼくのように、長年、義肢装具士をしていれば、自然と身についていくものではありますが、それを待っていては義足づくりが間にあいません。なにしろ、義足を必要としている人は、日本中にたくさんいるのです。

そこで、鉄道弘済会《てつどうこうさいかい》では、新しい義足づくりの方法を、東京大学《とうきょうだいがく》といっしょに研究・開発しています。パートナーは、東京大学生産技術研究所《せいさんぎじゅつけんきゅうじょ》の山中俊治《やまなかしゅんじ》教授《きょうじゅ》と、山中先生のもとで学ぶ学生のみなさん。

山中先生《やまなかせんせい》は、プロダクトデザイナーといって、自動車や電車、カメラ、腕時《うでど》計《けい》、家具まで、さまざまなものをデザインする、とても有名な人です。学生さんたちも、たいへん優秀《ゆうしゅう》で、熱意もあります。そんな山中先生たちと進めているプロジェクトのひとつが、パソコンソフトと3D《スリーディー》プリンターを使った、生活用の義足《ぎそく》づくりです。

それは、義肢装具士《ぎしそうぐし》の数が少ない地方の町に、ぼくの義足づくりの技術《ぎじゅつ》をとどけるための方法です。

たとえば、ぼくに義足を作ってほしい患者《かんじゃ》さんが、沖縄《おきなわ》にいるとします。その人のために、飛行機に乗って沖縄までいってあげられればいいのですが、なかなかそういうわけにもいきません。そこで、沖縄にいる義肢装具士に、東京《とうきょう》からパソコンで義足の設計《せっけい》データを送り、ぼくが遠隔操作《えんかくそうさ》で義足づくりをサポートするのです。

このしくみができあがれば、日本中はもちろん、世界中のどこへでも、義足をとどけられるようになります。また、経験《けいけん》がまだじゅうぶんでない義肢装具士《ぎしそうぐし》でも、患者《かんじゃ》さんに合う義足が作れるようになると考えています。

ぼくは、義足づくりの技術《ぎじゅつ》を、サポートセンターのなかだけでなく、できるだけたくさんの義肢装具士とわかちあいたいのです。

スポーツ用の義足も美しく

山中先生《やまなかせんせい》とは、スポーツ用の義足も開発しています。

山中先生は、デザインの力を使って、速く走れるだけでなく、美しくて、かっこいい義足を作ろうとしています。ぼくは、このアイデアをはじめて聞いたとき、とてもいいなと思いました。それまでの義足には、美しさや、かっこよさは、もとめられていなかったからです。

でも、考えてみれば、人が使うものはなんでも、使いやすくて、美しくて、かっこいいほうがいいに決まっています。そこで、二〇〇九年から鉄道弘済会《てつどうこうさいかい》では、ぼくと数人の職員《しょくいん》が中心となって、山中先生《やまなかせんせい》と美しい義足《ぎそく》づくりをはじめました。いまも、陸上短距離《りくじょうたんきょり》の高桑早生《たかくわさき》さんという、ロンドンパラリンピックに出場したアスリートといっしょに義足づくりをつづけています。

ここで少し、高桑さんのことを紹介《しょうかい》しましょう。

高桑さんもヘルスエンジェルスの元メンバーで、中学二年生のとき、はじめて練習会にやってきました。義足になったのは、中学一年生のとき。小学六年生の冬に骨肉腫《こつにくしゅ》をわずらい、四度の手術《しゅじゅつ》をへて、左足のひざ下を切断《せつだん》しました。

陸上をはじめたのは、高校に入ってから。もともと、子どものころから体を動かすのが好きで、小さいころから中学までソフトテニスをやっていました。

足の手術を受けるときも、病院のドクターから、

「動かない足を残して車いすになるよりも、切断して義足になったほうが、スポーツはできるよ」

と説明され、切断手術《せつだんしゅじゅつ》を受けることに決めたそうです。

高桑《たかくわ》さん本人は、

「迷《まよ》っている時間がなかっただけ」

と言いますが、まだ中学一年生で、そんなきびしい決断をするなんて、どれほど勇気がいったでしょう。高桑さんのたくましさに感心すると同時に、彼女《かのじょ》が、いかにスポーツが好きかということも、よくわかるエピソードです。

その高桑さんが、二〇一一年の春、当時、山中先生《やまなかせんせい》がいた慶應義塾大学《けいおうぎじゅくだいがく》に入学することになったときには、人と人の縁《えん》とはふしぎなものだなと思わずにはいられませんでした。

そんな高桑さんの、新しい義足《ぎそく》づくりは、これまでにない新しい挑戦《ちょうせん》のため、すんなりとはいきません。でもそう遠くない日にパラリンピックで、山中先生の美しい義足をはいた、高桑さんを見られるのを楽しみにしています。

ますます広がる義足《ぎそく》の世界

ぼくは、この本のなかで、スポーツ用の義足のことをたくさんお話ししてきました。でも、ぼくらが作る義足のほとんどは生活用です。スポーツをする人だって、ふだんは生活用の義足をはいていますし、義足の人の全員がスポーツをするわけではありません。スポーツ用の義足づくりは、ほんの一部なのです。

それどころか、全国に六万人以上いるといわれている義足の人の多くは、いまの時代でもあまり外に出たがらず、家のなかで静かに暮《く》らしている、という現実《げんじつ》があります。ぼくも足をうしなった人と、その家族をおおぜい見てきましたから、本人たちの身になれば、無理もないのかなと思います。

でも、その一方で、義足で走れるようになり、新たな人生にふみだした人もたくさん見てきました。だから、できれば、義足の人のひとりでも多くが、新しい人生を前むきにふみだすきっかけづくりをしたいのです。

それは、スポーツでなくてもかまいません。たとえば、アートはどうでしょう。アートとは、芸術《げいじゅつ》のことです。

ヘルスエンジェルスのメンバーにも、須川《すがわ》まきこさんという、イラストレーターがいます。須川さんは左足に大腿義足《だいたいぎそく》をはいていて、彼女《かのじょ》のイラストにも、義足をはいた女の子が出てきます。

ぼくは、須川さんのイラストが、とても好きです。純粋《じゅんすい》にファッションを楽しみながら、手や足を切断《せつだん》した体も美しい人間の一部ととらえ、自分の背《せ》おった悲しみを乗りこえようとしているように見えるからです。

須川さんのような感性《かんせい》の持ち主は、そうはいないと思います。

コラム8

義足《ぎそく》のイラストレーター・須川《すがわ》まきこさん

ヘルスエンジェルスは、義足でスポーツをするための陸上クラブです。それは、生活をする、仕事をする以外の楽しみを、義足の人にも味わってほしいという思いからはじまりました。本当はスポーツでなくてもいいのです。自分がやりたいと思うことに挑戦《ちょうせん》する、という気持ちが大切なのです。

イラストレーターの須川さんは、そのよい例です。須川さんは、運動は得意ではありませんが、むかしから絵をかくのが好きで、ヘルスエンジェルスのポスターを作ってくれたりしています。

右下の絵は、その、須川さんがかいたもの。須川さんのイラストを見て、「わたしもかわいい服をきて、こんなふうになりたい」といってくれる義足の女の子もいるそうです。

須川さんは、絵をかくことで義足の人の心を支《ささ》えているのです。

みなさんも、自分に合ったものに、一生懸命《いっしょうけんめい》とりくんでみてください。

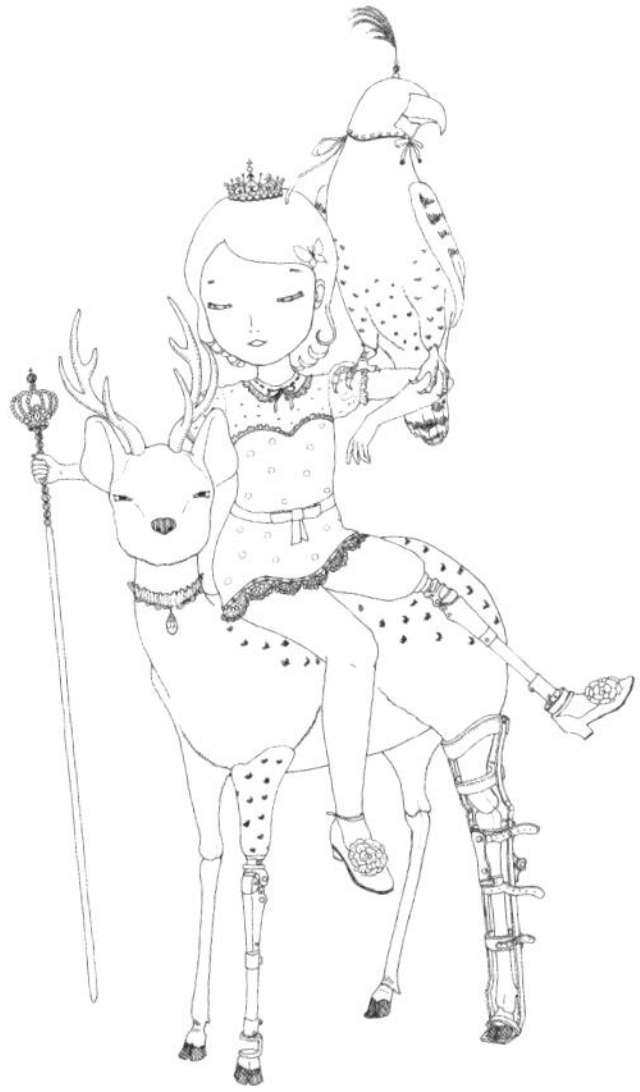

須川さんのイラスト「鹿《しか》と鷹《たか》とプリンス」

義足《ぎそく》のファッションショーと写真集

義足は、ファッションの世界にも広がりつつあります。そのきっかけとなったのは、二〇一四年五月に出版《しゅっぱん》された、一冊《いっさつ》の写真集でした。タイトルは『切断《せつだん》ヴィーナス』といって、二〇〇〇年シドニーパラリンピックから、義足や車いすのアスリートを撮《と》りつづけている、越智貴雄《おちたかお》さんというカメラマンが作った写真集です。

越智さんとぼくは、もう何年も前からの友人です。その越智さんと、「義足の女性《じょせい》たちをモデルにした写真を撮ってはどうだろう？」という話になりました。モデルになる女性たちは、ぼくが作った義足をはいている人たちです。彼女《かのじょ》たちは、みんな、同じ思いを持っていました。

「義足はかくすものという、世間のイメージをかえたい。

それには、自分のじまんの義足《ぎそく》を、たくさんの人に見てもらいたい」

そんな六人の女性《じょせい》の協力を得て撮《と》った越智《おち》さんの写真は、人びとの心を動かしました。そして、評判《ひょうばん》に応えて、写真集を出すことになったのです。

モデルのなかには、イラストレーターの須川《すがわ》さんもいます。陸上短距離《りくじょうたんきょり》の大《おお》西瞳《にしひとみ》さんや、高桑早生《たかくわさき》さんもいます。ほかに、ミュージシャンや、会社づとめのOL《オーエル》さんなど、総勢《そうぜい》十一人の女性が、モデルとして参加して、自由にアイデアを持ちよって、それぞれの個性《こせい》をいかした、すばらしい写真集を作りあげました。

そしてさらに、『切断《せつだん》ヴィーナス』が出版《しゅっぱん》された翌年《よくねん》の夏、石川県中能登町《いしかわけんなかのとまち》のお祭りで、義足の女性たちによるファッションショーも開かれました。これには五人のモデルたちが、きものをドレスのようにしたてた、ゴージャスな衣《い》装《しょう》を着て登場。なんと、五千人ものお客さんが見まもるなか、どうどうとポーズを決めて、思い思いのデザインの、じまんの義足を披露《ひろう》しました。

ぼくは、ステージに立つ五人を見て、たまらなくほこらしい気持ちになりました。そして、いつまでも鳴りやまない、お客さんのはくしゅに、胸《むね》があつくなりました。

ショーが終わると、ステージをおりたモデルのみんなが、泣きながらぼくにとびついてきました。ぶじにショーが終わって、ほっとした気持ちと、おおぜいの人の前で義足《ぎそく》を披露《ひろう》できたよろこびが、ぐちゃぐちゃにまざっていたのでしょう。いっしょにファッションショーを作りあげた、まわりのスタッフたちも泣いていました。

ぼくはというと、みんなの前で女性《じょせい》にだきつかれて、少してれました。

ぼくは、ずっと前から、こんな日が来るのを待っていた気がします。

病気や事故《じこ》で障《しょう》がいをおうのは、悲しいこと。

義足はかくすもの。

そんな世の中の思いこみが、ほんのちょっとずつでもかわって、いつしか、障《しょう》がいがあってもなくても、だれもがやりたいことをできる社会になってほしいと強く願っています。

その第一歩をきざんだのが、越智《おち》さんの写真集であり、このファッションショーであり、勇気ある女性《じょせい》たちだった気がします。

ファッションショーが開かれたこの年、ぼくはちょうど六十歳《さい》になりました。ぼくの長い人生のなかで、この日が忘《わす》れられない日になったことは、言うまでもありません。

あとがき

最後まで、この本を読んでくれて、ありがとう。

ぼくはこれまで、たくさんの義足《ぎそく》を作ってきたけれど、本づくりははじめてなので、義足づくりのこと、義足をはいている人たちの思いを、うまく伝えられたかどうか、ちょっぴり心配です。

でも、大事な足をうしなってもなお、くじけず、たくましく生きている人たちが、この世の中にたくさんいることを知ってもらえたら、うれしいです。

義足をはいて走ることには、いろいろな意見があるでしょう。ぼくのまわりにはヘルスエンジェルスのメンバーやトップアスリートなど、元気な義足ランナーがたくさんいるので、それがなんだか、ふつうに思えてきます。でも、現実《じつ》はちがいます。

足をうしなったばかりで、悲しみのどん底にいる人、足の痛《いた》みをがまんしながら、つらいリハビリテーションをがんばっている人、義足《ぎそく》生活をはじめたものの、うまく社会復帰《しゃかいふっき》できなかったり、楽しみを見つけられなかったりして、心に深い傷《きず》を抱《かか》えたままの人もいます。むしろ、そういう人のほうが多いくらいかもしれません。

かれらの過去《かこ》は、もうかえられません。足をもとに戻《もど》すことも、できません。だけど、ぼくは、患者《かんじゃ》さんには社会とのかかわりを断《た》ちきってもらいたくないのです。義足づくりを通して、かれらの未来を、ちょっとでも明るくかえられたら、と希望を持って、毎日、コツコツと義足を作っています。

ぼくは、あまり、自分のことを話すのが得意じゃありません。それでも、ときどき、テレビや新聞でインタビューをされて、「どんな義足づくりをめざしていますか?」と質問《しつもん》されることがあります。

そんなときは、ぼくの好きな「義足に血が通うまで」という言葉を引用して、

「はいていることを忘《わす》れるくらい、ぴったりとフィットした、本物の足と似《に》たような感覚で歩ける、そんな義足《ぎそく》づくりが理想です」と答えています。

口で言うのは簡単《かんたん》でも、実際《じっさい》には、すごくむずかしいんですけれども……。

でも、どんなにむずかしくても、理想を追うことはやめません。不安とたたかう患者《かんじゃ》さんに、「義足のことは、ぼくにまかせろ」と言いつづけたいです。

そして、これからは、足をなくした子どもたちのための、スポーツ用義足づくりにも力を入れ、ヘルスエンジェルスにも、子どものメンバーが増《ふ》えるといいなと思っています。できるだけ小さいうちに、体を動かす習慣《しゅうかん》と、自信をつけてあげたいからです。

いまの日本では、生活用の義足を作るのに、国の助成金が出ています。それだけでも、めぐまれた国です。でも、生活用だけでなく、スポーツ用の義足も、だれでも手に入れられるようになれば、学校の体育の授業《じゅぎょう》を見学しなければいけない子が減《へ》っていきます。義足の子だって、みんなといっしょに、スポーツを楽しみたいはず。ぼくはいま、そのためのはたらきかけも、少しずつはじめているところです。

ぼくにいつも未知の世界を見せてくれるアスリートの義足《ぎそく》づくりは、本当にやりがいがあります。日常生活《にちじょうせいかつ》を支《ささ》える義足づくりも大切にしながら、これからも、パラリンピックのような競技大会《きょうぎたいかい》で、いい結果を出せる義足を作っていくつもりです。

それにしても、二十八歳《さい》の大人《おとな》になるまで、やりたいことが見つからなかったぼくが、こんなふうになるなんて、人生はどうなるかわからないものですね。この本を読んでくれているみんなのなかにも、将来《しょうらい》、やりたいことがない人や、夢《ゆめ》や目標が見つからない人がいるかもしれません。そういう人は、ぜひ「なんでもやってみなけりゃ、わからない」という気持ちで、目の前のことにチャレンジしてみてください。きっと、なにか見えてくるはずだと、ぼくは思います。

今回、なにから書けばいいか迷《まよ》っているぼくに、アドバイスをくれ、はじめての本づくりを支《ささ》えつづけてくれた高樹《たかぎ》ミナさん、どうもありがとう。

そして、この本のためにインタビューに答えてくれたアスリートのみなさんや、愛すべきヘルスエンジェルスのメンバーたち、そのほかすべての協力してくれた人たちに心から感謝《かんしゃ》します。

最後に、ぼくに義足《ぎそく》づくりのチャンスをくれた鉄道弘済会義肢装具《てつどうこうさいかいぎしそうぐ》サポートセンターに、この場をかりてお礼を言いたいと思います。本当にありがとう。

二〇一六年七月

臼井二美男《うすいふみお》

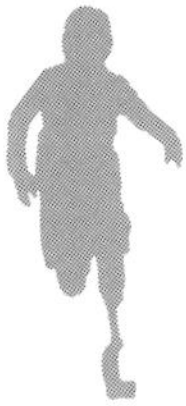

装丁……タカハシデザイン室

写真提供……越智貴雄

イラストレーション……伊東浩司

編集協力……高樹ミナ

臼井二美男 うすい・ふみお
1955年群馬県生まれ。1983年から財団法人鉄道弘済会・東京身体障害者福祉センター（現義肢装具サポートセンター）で義足を作りはじめ、作った義足は1000本以上。1989年よりスポーツ義足を製作。1991年に陸上クラブ「ヘルスエンジェルス」を創設。2000年のシドニー大会より、パラリンピックの日本代表選手に同行。スポーツのほかに、義足をつうじてアートやファッション界とのコラボレーション、大学との共同研究など、活躍の幅を広げている。

ポプラ社ノンフィクション26　～生きかた～
転んでも、大丈夫 ぼくが義足を作る理由

2016年8月　第1刷
2017年4月　第2刷

著者……………臼井二美男

発行者…………………長谷川 均

編集……………………小林夏子

発行所…………………株式会社ポプラ社
〒160-8565　東京都新宿区大京町22-1　振替 00140-3-149271　電話（編集）03-3357-2216（営業）03-3357-2212
インターネットホームページ　http://www.poplar.co.jp

印刷・製本……………中央精版印刷株式会社

 ISBN978-4-591-15072-6 N.D.C.916 190p 20cm